钠意识：低钠食谱

100 种美味且有益心脏健康的食谱，可帮助您控制钠摄入量

艾米·肖

版权所有。

免责声明

所包含的信息旨在作为本电子书作者研究过的策略的全面集合。摘要、策略、提示和技巧仅是作者的推荐，阅读本电子书并不能保证您的结果完全反映作者的结果。电子书的作者已尽一切合理努力为电子书的读者提供最新且准确的信息。作者及其同事对可能发现的任何无意错误或遗漏不承担任何责任。电子书中的材料可能包含第三方的信息。第三方材料包含其所有者表达的意见。因此，电子书的作者不对任何第三方材料或意见承担责任或义务。

介绍

欢迎来到"钠意识：低钠食谱"。在盐常常成为风味之王的世界里，这本食谱将指导您在不影响口味的情况下享受低钠生活方式的乐趣。无论您是采用医生推荐的低钠饮食、希望控制血压，还是只是为了更好的健康而有意识地做出选择，我们都相信菜单上应该始终有美味的食物。

在接下来的几页中，我们精心制作了一系列食谱，这些食谱不仅钠含量低，而且充满活力的风味和营养成分。您会发现，通过深思熟虑地选择食材并掌握各种调味技术，您可以制作出既有益心脏健康又满足味蕾的膳食。从早餐到晚餐，从零食到甜点，我们在这里向您展示减少钠摄入量并不意味着减少口味。

我们的使命是为您提供从食材替代到创意调味的烹饪智慧，让您可以自信地探索低钠烹饪的世界。我们将一起踏上一段美味之旅，证明您可以拥有健康，也可以吃得好。

1. 崛起和闪耀水果冰沙

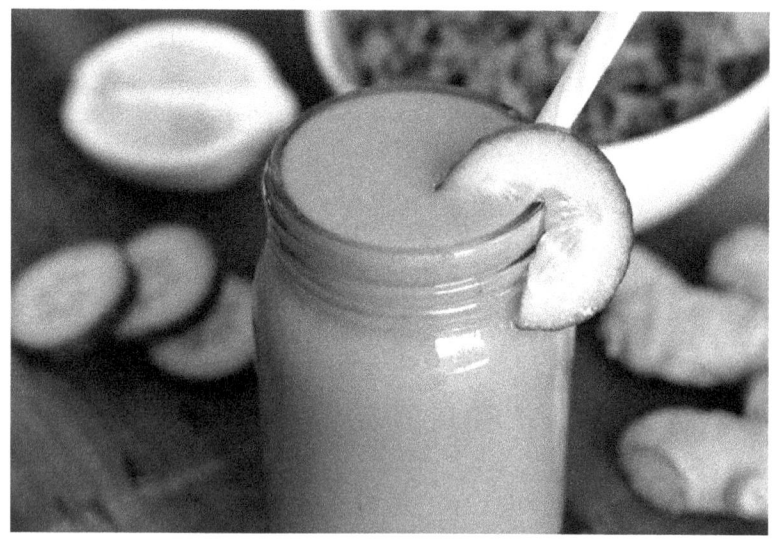

服务 1

- 1 杯冷冻混合浆果
- $\frac{1}{2}$ 根香蕉
- $\frac{1}{2}$ 杯新鲜橙汁
- $\frac{1}{4}$ 杯 丝豆腐

1. 将所有成分放入搅拌机中，搅拌至光滑。

2. 将冰沙倒入玻璃杯中并立即饮用或将其转移到隔热旅行杯中。一小时内喝完。

2. 非常浆果早餐冻糕

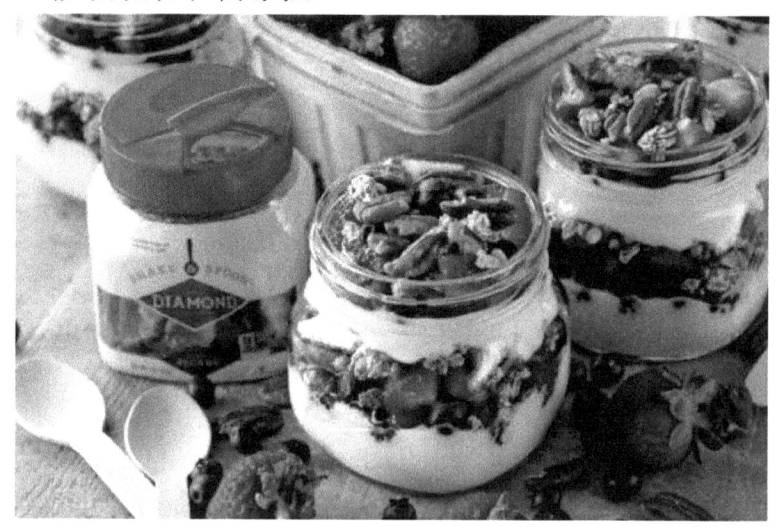

服务 4

- 1½ 杯低脂原味酸奶
- 3 汤匙蜂蜜
- 1½ 杯麦片早餐麦片或低钠、低脂麦片
- 1½ 杯混合新鲜浆果

1. 放置 4 个冻糕玻璃杯、8 盎司玻璃瓶或其他 8 盎司玻璃杯。

2. 在一个小碗中，将酸奶和蜂蜜混合，搅拌均匀。

3. 将 2 汤匙酸奶混合物倒入每个玻璃杯或罐子的底部。上面放 2 汤匙谷物，然后放 2 汤匙水果。重复此操作，直至使用完所有成分。

4. 立即食用或盖上冻糕并冷藏最多 2 小时。

3. 櫻桃杏仁燕麦

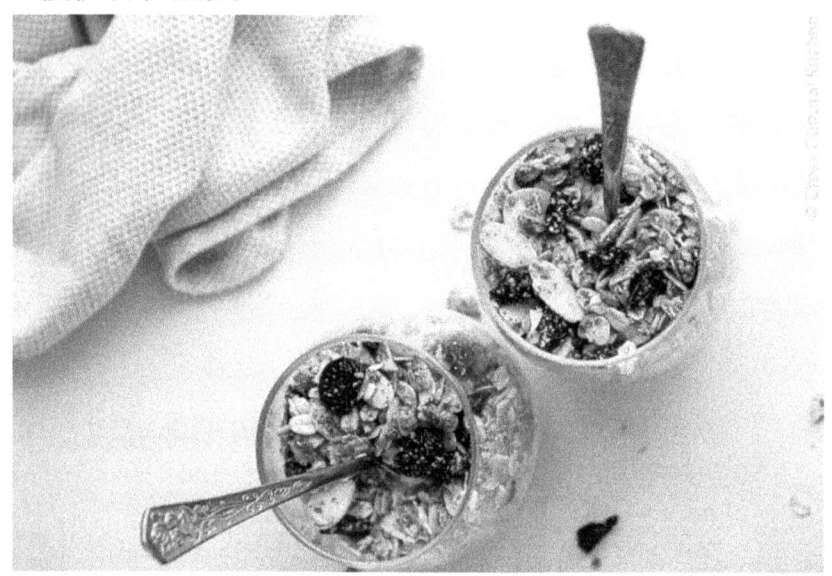

服务 8

- 烹饪喷雾
- ⅓ 杯冷冻不加糖苹果汁
- ¼ 杯 枫糖浆
- 3 汤匙菜籽油
- 2 汤匙红糖
- 1 茶匙香草精
- 2½ 杯老式燕麦片
- ½ 杯烤小麦胚芽
- ½ 杯杏仁片
- ½ 杯 碎不加糖椰子
- 2 汤匙 磨碎的亚麻籽
- ½ 杯切碎的干樱桃

1. 在一个中型平底锅中，用中火加热，将苹果汁枫糖浆、油和红糖混合，煮 3 到 5 分钟，偶尔搅拌，或直到糖溶解。

2. 在一个大碗中，混合燕麦、小麦胚芽、杏仁、椰子和亚麻籽。倒入锅中的液体并搅拌均匀。将混合物铺在准备好的烤盘上。

3. 将格兰诺拉麦片放入烤箱烘烤 15 分钟，然后从烤箱中取出烤盘并搅拌格兰诺拉麦片。

4. 将烤盘放回烤箱，从前往后旋转。再烘烤约 15 分钟，搅拌几次，直到格兰诺拉麦片开始变成棕色。

4. 奶油草莓燕麦片

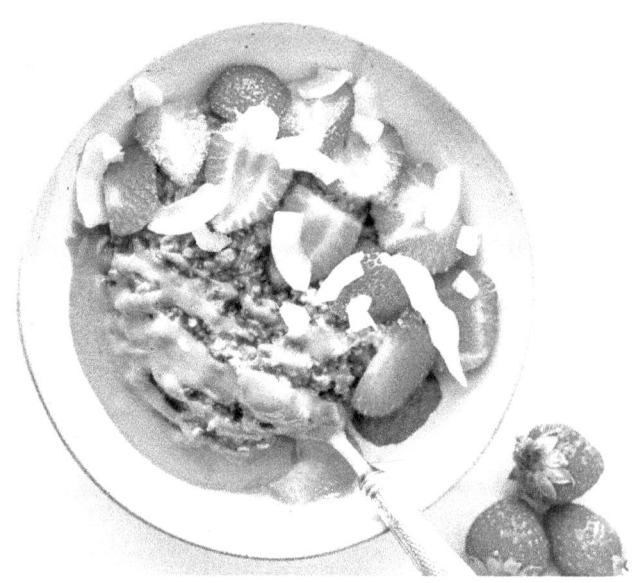

服务 1

- $\frac{1}{2}$ 杯水
- 1/4 杯低脂牛奶
- $\frac{1}{2}$ 杯老式速煮燕麦片
- $\frac{1}{2}$ 杯 切片草莓
- $\frac{1}{4}$ 杯脱脂希腊酸奶
- 1 汤匙蜂蜜

1. 在一个小平底锅中，用中火将水、牛奶和燕麦混合。将混合物煮沸，偶尔搅拌。

2. 混合物沸腾后，将火调至小火，煮 3 至 5 分钟，期间不时搅拌，直至燕麦变软。

3. 离火，盖上盖子，静置 3 至 5 分钟。

4. 将燕麦片舀入碗中。拌入草莓、酸奶和蜂蜜，立即食用。

5. 柠檬蓝莓松饼

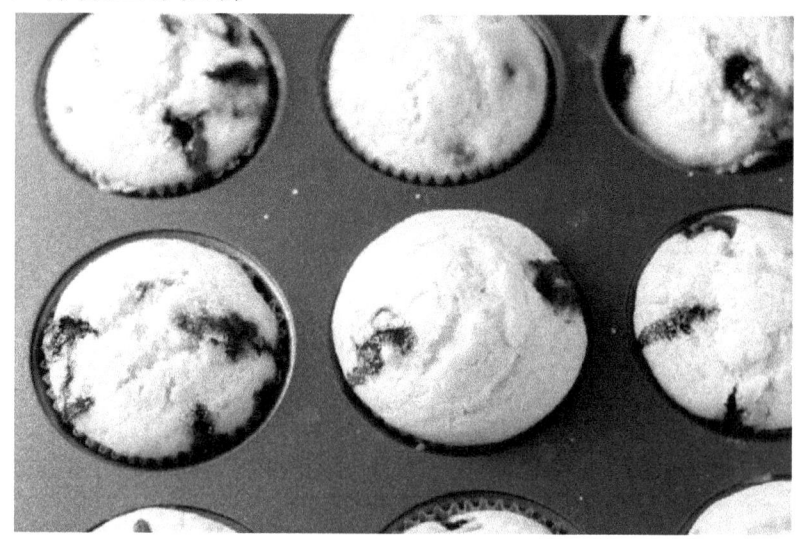

- 烹饪喷雾（可选）
- 1 杯全麦面粉
- 1 杯 通用面粉
- 2 茶匙发酵粉
- 1 茶匙小苏打
- ½ 杯糖
- 1 个柠檬皮
- 1 杯 低脂酪乳
- ⅓ 杯菜籽油
- 1 个鸡蛋
- 1 茶匙香草精

1. 1½ 杯新鲜或冷冻（未解冻）蓝莓

2. 在标准 12 杯松饼罐上铺上纸垫或喷上不粘烹饪喷雾。

3. 在一个中等大小的搅拌碗中，混合面粉、泡打粉和小苏打。

4. 将糖放入大搅拌碗中。使用奶酪刨丝器或微型刨丝器的细孔，将柠檬皮直接放入装有糖的碗中。搅拌混合。

5. 加入酪乳、油、鸡蛋和香草精，用电动搅拌机中速搅拌直至充分混合。

6. 将干成分分 2 或 3 批添加到湿成分中，每次添加后搅拌均匀。轻轻地拌入蓝莓。

7. 将面糊舀入准备好的松饼罐中，将其均分。在烤箱中烘烤 20 至 25 分钟。

6. 苹果肉桂松饼

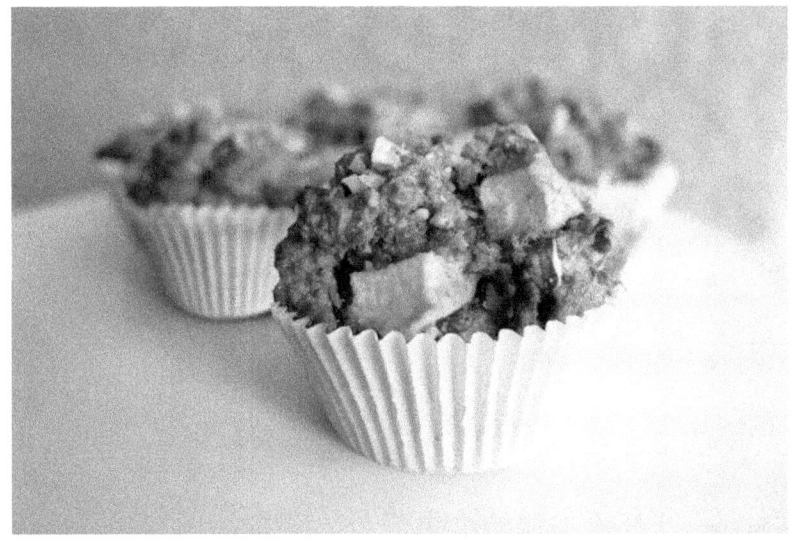

- 烹饪喷雾（可选）

- 1 杯 通用面粉

- 1 杯全麦糕点面粉

- 1 茶匙小苏打

- 1/4 茶匙肉桂粉

- 3/4 杯包装红糖

- $\frac{1}{4}$ 杯菜籽油

- 2 个蛋

- 1 杯不加糖的苹果酱

- 1 茶匙香草精

- 3/4 杯低脂酪乳

- 1 个中等大小的苹果，去皮

制作松饼：

a) 在一个中等大小的搅拌碗中，将面粉、小苏打和肉桂混合。在一个大碗中，将红糖和油混合。

b) 添加鸡蛋，一次一个，每次添加后搅拌直至鸡蛋混合。加入苹果酱和香草精。

c) 添加一半的面粉混合物并搅拌混合。添加一半的酪乳和剩余的面粉，再次搅拌直至混合。加入剩余的酪乳并搅拌混合。折叠苹果。

d) 将面糊舀入准备好的松饼罐中，均分。将坚果撒在上面。在烤箱中烘烤 20 至 25 分钟。

7．枫肉桂燕麦煎饼

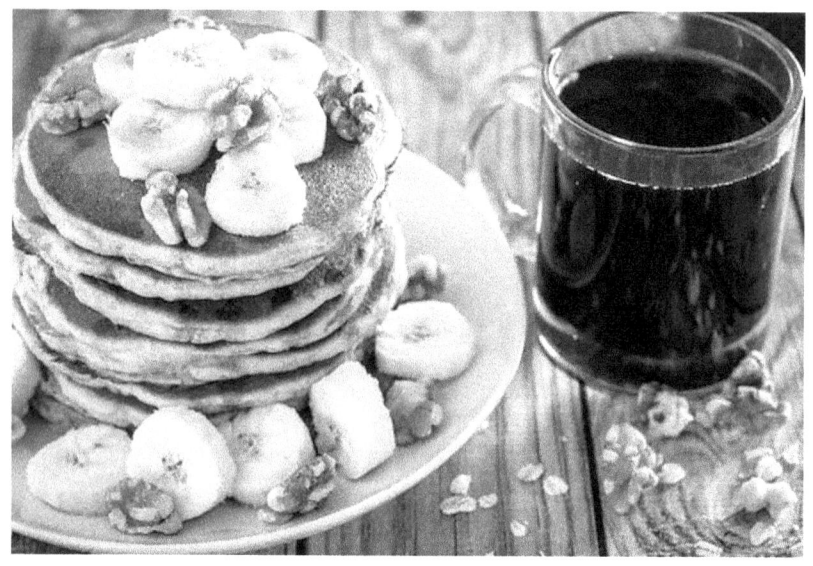

- $1\frac{1}{2}$ 杯老式燕麦片

- $\frac{1}{2}$ 杯全麦面粉

- 1 茶匙肉桂粉

- 1 茶匙发酵粉

- 2 杯低脂酪乳

- 2 汤匙枫糖浆

- 1 个鸡蛋

- 烹饪喷雾

1. 在一个中等大小的搅拌碗中，混合燕麦、面粉、肉桂和泡打粉。

2. 在一个大搅拌碗中，将酪乳、枫糖浆和鸡蛋搅拌在一起。

3. 将干混合物分 2 或 3 次添加到湿混合物中，每次添加后充分混合。静置 10 至 15 分钟，直至混合物起泡。

4. 在不粘锅上喷洒烹饪喷雾，然后用中火加热。将面糊舀入锅中，每个煎饼约 1/4 杯，煮 2 至 3 分钟，直至表面出现气泡。翻转并继续再煮 1 到 2 分钟，直到每个煎饼的第二面都变成棕色。

8. 瑞士甜菜和藜麦菜肉馅煎蛋饼

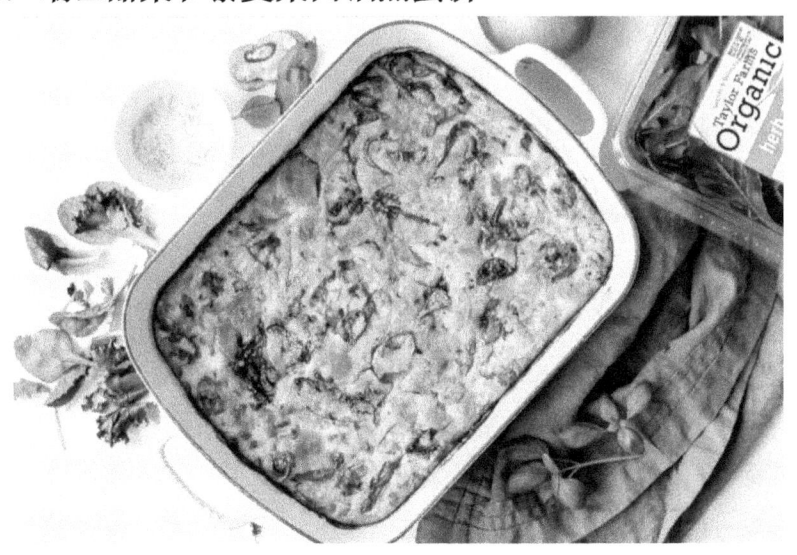

服务 6

- 烹饪喷雾
- ⅓ 杯未调味的面包屑
- 1 汤匙橄榄油
- 1 个中等大小的洋葱，切丁
- 2 瓣蒜，切碎
- 1 磅瑞士甜菜叶，去掉坚硬的中心茎，将叶子切成薄片
- 1 汤匙切碎的新鲜百里香，或 1 茶匙干百里香
- ¼ 茶匙红辣椒片
- 1 杯藜麦，按照包装说明煮熟（约 2 杯煮熟）
- 1 杯部分脱脂乳清干酪
- ¼ 茶匙现磨胡椒粉
- 2 个鸡蛋，轻轻打散

1. 将烤箱预热至 350°F。

2. 在 8 x 8 英寸的烤盘上喷洒烹饪喷雾，并裹上面包屑。

3. 在大煎锅中用中高火加热油。加入洋葱和大蒜，不断搅拌，直至变软，大约需要 5 分钟。

4. 加入甜菜，再煮 3 到 4 分钟，经常搅拌，直到蔬菜枯萎。加入百里香和红辣椒片。

5. 将煎锅从火上移开，将甜菜混合物转移到中等大小的搅拌碗中。

6. 将煮熟的藜麦、奶酪、胡椒和鸡蛋拌入甜菜混合物中。将混合物转移到准备好的烤盘中，在烤箱中烘烤约 1 小时，直到边缘开始变成棕色且中心凝固。

7. 让菜肉馅煎蛋饼冷却几分钟，然后将其切成方块。趁热或在室温下食用。

9. 辣味烤鸡蛋配山羊奶酪

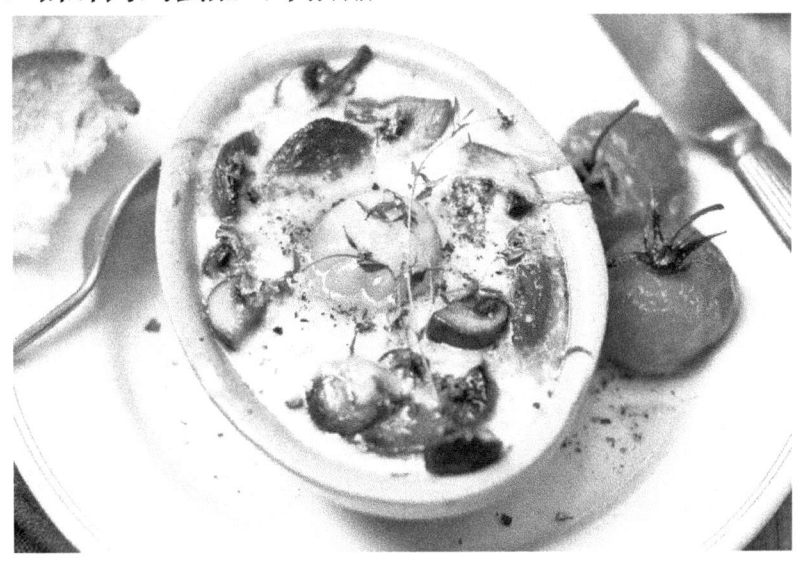

服务 4

- 烹饪喷雾
- 10 盎司冷冻切碎菠菜，解冻并挤干
- 4 个鸡蛋
- $\frac{1}{4}$ 杯 厚实莎莎酱
- $\frac{1}{4}$ 杯 碎山羊奶酪
- 现磨胡椒粉

1. 将烤箱预热至 325°F。

2. 用烹饪喷雾喷洒四个 6 盎司的模子或蛋奶冻杯。

3. 在每个小模子的底部铺上菠菜，将其均分。在每层菠菜的中心做一个轻微的凹痕。

4. 在每个小模子中的菠菜上打一个鸡蛋。在每个鸡蛋上放一汤匙莎莎酱和一汤匙山羊奶酪。撒上胡椒粉。

5. 将模子放在烤盘上，在烤箱中烘烤约 20 分钟，直到蛋白完全凝固，但蛋黄仍然有点流淌。立即上菜。

10. 大蒜蘑菇奶酪煎蛋卷

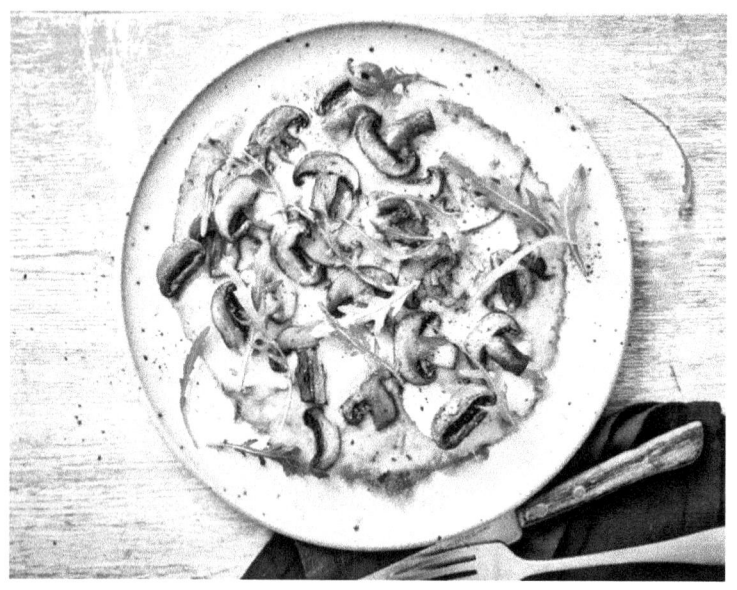

服务 1

- 2 个蛋
- 1 茶匙水
- 现磨胡椒粉
- 烹饪喷雾
- ½ 茶匙蒜末
- 4 盎司切片蘑菇或奶油蘑菇
- 1 盎司切碎的低钠瑞士奶酪

- 1 茶匙切碎的新鲜欧芹

1. 在一个小碗中，将鸡蛋、水和胡椒搅拌均匀，直至混合均匀。

2. 在一个小不粘锅上喷上烹饪喷雾，然后用中火加热。加入大蒜和蘑菇，不断搅拌，直至蘑菇变软，大约需要 5 分钟。将蘑菇混合物转移到碗中。

3. 如果需要，再次向煎锅喷洒烹饪喷雾，然后将其置于中火上。加入鸡蛋，煮至边缘开始凝固用抹刀将凝固的鸡蛋从边缘推向中心。倾斜平底锅，让未煮熟的鸡蛋散布在凝固的鸡蛋外面煮至煎蛋卷几乎凝固。

4. 将煮熟的蘑菇沿中心线倒入煎蛋卷中。上面放上奶酪和一半欧芹。

5. 将煎蛋卷的一侧折叠到另一侧的顶部。再煮 1 分钟左右，使奶酪融化。

6. 将煎蛋卷滑到盘子上，立即上桌，饰以剩余的欧芹。

小吃和开胃菜

11. 柠檬胡椒爆米花配帕尔马干酪

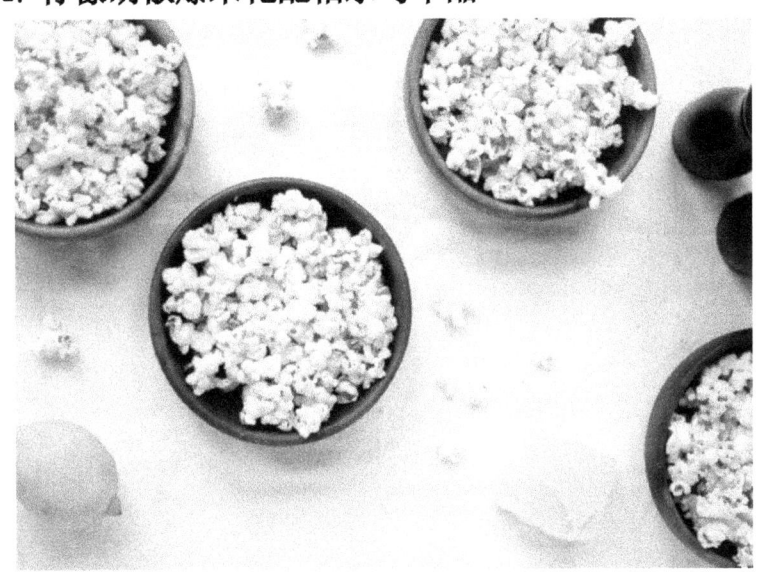

服务 4

- 4 杯气爆爆米花
- 2 汤匙磨碎的帕尔马干酪
- 3/4 茶匙柠檬胡椒调味料

1. 在一个大碗中，混合所有成分。

2. 搅拌均匀并立即食用。

12. 咖喱酸橙花生

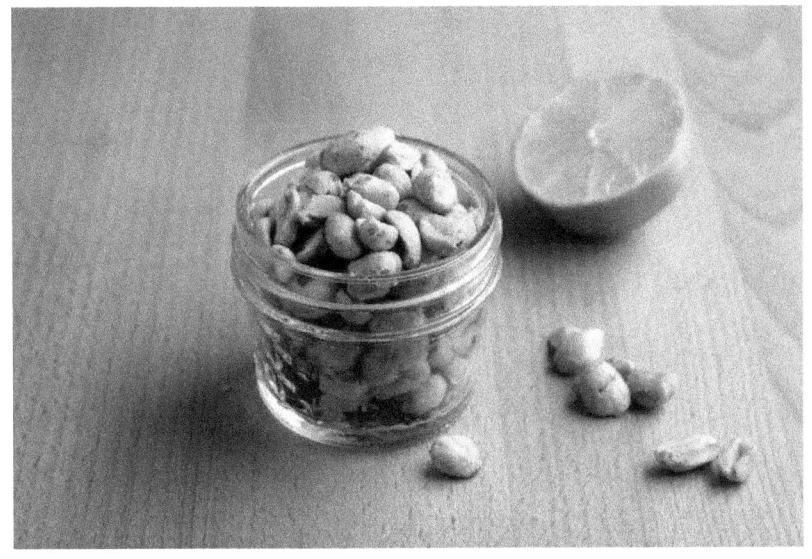

- 2 汤匙新鲜酸橙汁
- 2 汤匙咖喱粉
- $\frac{1}{4}$ 茶匙辣椒（可选）
- 2 杯无盐花生

1. 将烤箱预热至 250°F。

2. 在一个中等大小的搅拌碗中，将酸橙汁、咖喱粉和辣椒（如果使用）搅拌在一起，直至充分混合。加入花生，搅拌均匀。

3. 将花生均匀地铺在一张大烤盘上。

4. 将花生放入烤箱中烘烤 45 至 50 分钟，偶尔搅拌，直到它们开始变成棕色。

5、待花生完全冷却后再食用；它们在室温下可以在密封容器中保存长达 1 周。

13. 迷迭香红薯片

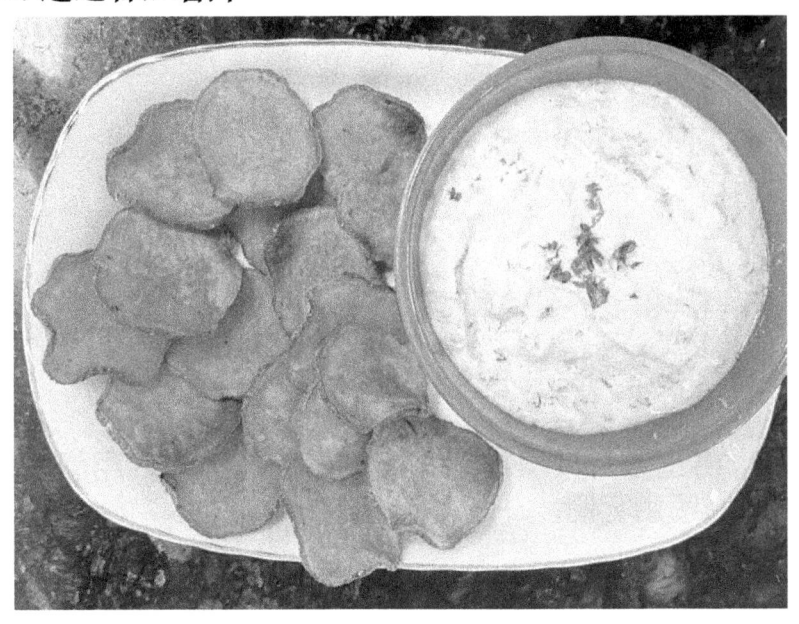

服务 2

- 烹饪喷雾
- 1 个大红薯，去皮并切成薄片
- 1 茶匙切碎的新鲜迷迭香

1. 将烤箱预热至 400°F。

2. 在 2 个大烤盘上涂上烹饪喷雾。

3. 将土豆片单层排列在准备好的烤盘上。用烹饪喷雾喷洒它们，并撒上迷迭香。

4. 在烤箱中一次烘烤一张片约 15 分钟，直到薯片开始变成棕色。将芯片转移到架子上冷却。

5. 立即食用，或将薯片放入密封容器中，在室温下保存最多 2 天。

14. 墨西哥辣椒香菜鹰嘴豆泥

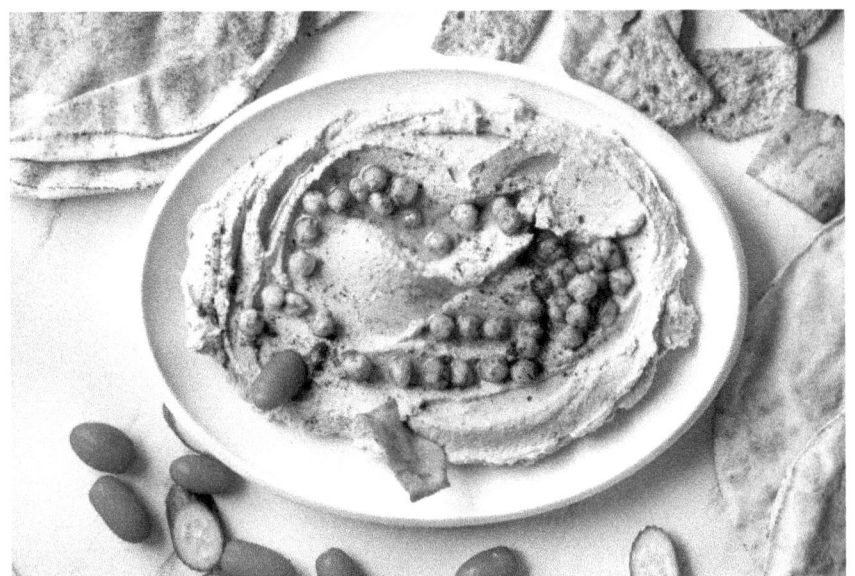

服务 6

- 1 罐（15 盎司）鹰嘴豆，沥干并冲洗
- 1 杯香菜叶，另加装饰用的
- 2 个小墨西哥辣椒，去籽并粗略切碎
- 1 瓣蒜
- $\frac{1}{4}$ 杯新鲜酸橙汁
- 2 汤匙芝麻酱（芝麻酱）
- 1 汤匙橄榄油

1. 在食品加工机中，将鹰嘴豆、香菜、墨西哥辣椒和大蒜打成泥，直至变得光滑。

2. 加入酸橙汁、芝麻酱和油，搅拌直至充分混合。如果混合物太稠，请加水，每次一汤匙，直至达到所需的稠度。

3. 立即享用鹰嘴豆泥，饰以额外的香菜，或盖上盖子冷藏最多 2 天。

15. 新鲜大蒜和香草酸奶酱

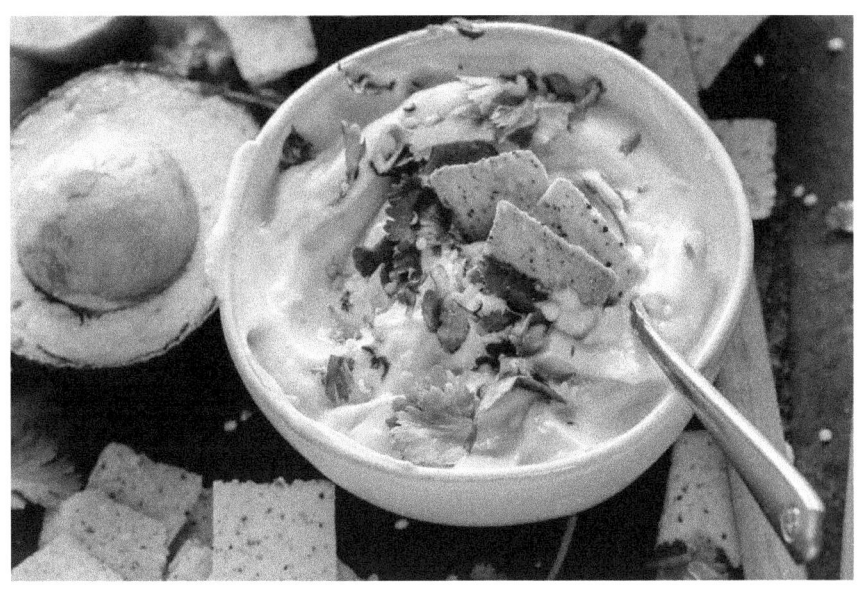

服务 8

- 1 杯脱脂希腊酸奶
- ½ 杯磨碎的黄瓜，沥干并挤干
- 2 汤匙磨碎的黄洋葱
- 1 汤匙新鲜柠檬汁
- 1 汤匙切碎的新鲜莳萝
- 1 汤匙切碎的新鲜薄荷
- 1 茶匙新鲜牛至碎
- 2 茶匙蜂蜜
- 2 瓣蒜，切碎
- 1 茶匙橄榄油

1. 在一个中等大小的碗中，混合所有成分。搅拌均匀。

2. 盖上盖子并冷藏至少 1 小时，让味道充分融合。

3. 立即食用蘸酱或将其存放在冰箱中最多 2 天。

16. 甜豌豆和乳清干酪吐司

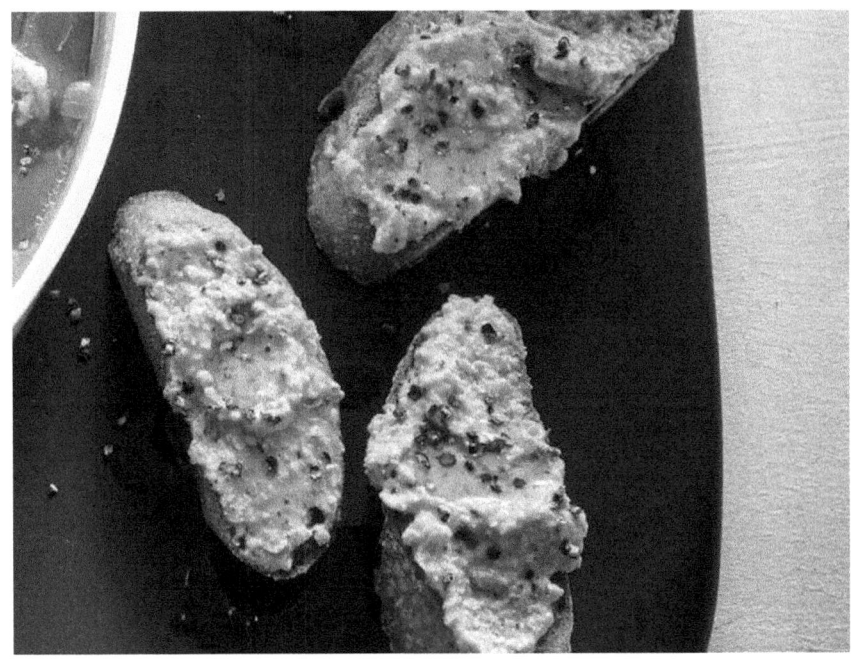

服务 8

- 1½ 杯冷冻豌豆
- 1 个柠檬汁
- 1 汤匙橄榄油
- ½ 杯切碎的新鲜罗勒
- ½ 茶匙现磨胡椒粉
- 24 片薄全麦法棍面包
- 1 瓣蒜，切半
- 3/4 杯部分脱脂乳清干酪

1. 根据包装说明将豌豆煮至变软。将豌豆沥干并用冷水冲洗。

2. 将煮熟的豌豆、柠檬汁、油、罗勒和胡椒放入食品加工机中，加工至光滑。

3. 在法棍面包片上喷上烹饪喷雾，然后将它们单层放在大烤盘上。将法棍面包片每面放入烤箱烘烤 4 至 5 分钟，直至面包酥脆呈金黄色。

4. 将法棍面包片从烤箱中取出，放在金属架上冷却几分钟。

5. 用切成两半的蒜瓣的切面擦拭每片吐司。

6. 将乳清干酪涂在烤好的法棍面包片上，然后将它们放在烤盘上。烤 1 到 2 分钟，直到奶酪变热并开始冒泡。

17. 番茄培根面包麻花

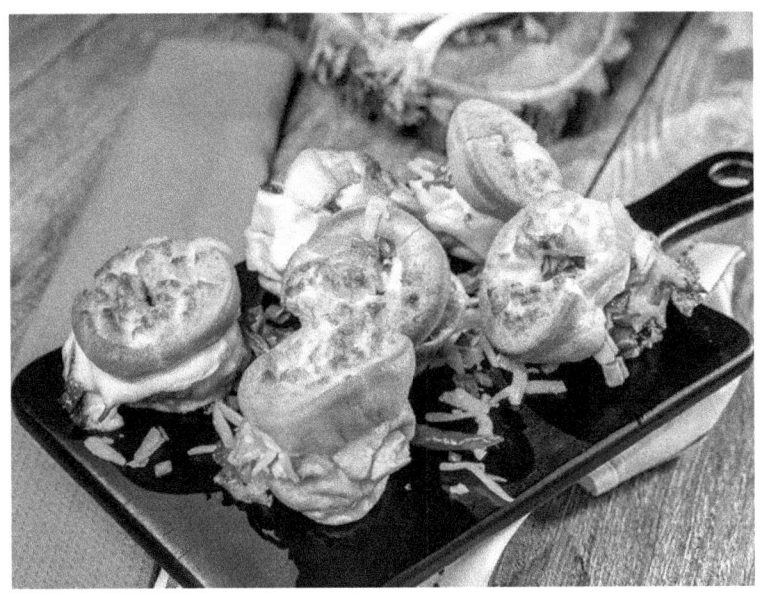

进行 8 次扭转

- 2 汤匙切碎的晒干西红柿
- $\frac{1}{2}$ 杯通用面粉
- $\frac{1}{4}$ 杯全麦面粉
- 1 茶匙低钠泡打粉
- $\frac{1}{4}$ 茶匙红辣椒片
- $\frac{1}{8}$ 茶匙 塔塔粉
- $2\frac{1}{2}$ 汤匙 无盐黄油
- 2 片火鸡培根，煮熟并捣碎
- $\frac{1}{4}$ 杯脱脂牛奶
- 2 汤匙磨碎的帕尔马干酪

1. 在一个小碗中，将晒干的西红柿倒入热水中，静置 5 分钟，使西红柿重新溶解。沥干，丢弃浸泡液。

2. 在食品加工机中，将面粉、泡打粉、红辣椒片和塔塔粉混合。加入黄油并搅拌，直至混合物类似于粗粮。将混合物转移到中等大小的搅拌碗中。

3. 拌入培根和西红柿。加入牛奶并搅拌直至面团混合在一起。

4. 将面团放在撒有少许面粉的工作面上，揉捏几次，直至变得光滑。将面团拍成 4 × 4 英寸的正方形。

5. 将正方形切成 4 个相等的条，然后将每个条横向切成两半。扭转每条条带并将其放在大烤盘上。

6. 在面包花上喷上烹饪喷雾，撒上奶酪，然后在烤箱中烘烤至浅金黄色，大约需要 10 分钟。立即上菜。

18. 蟹肉玉米饼

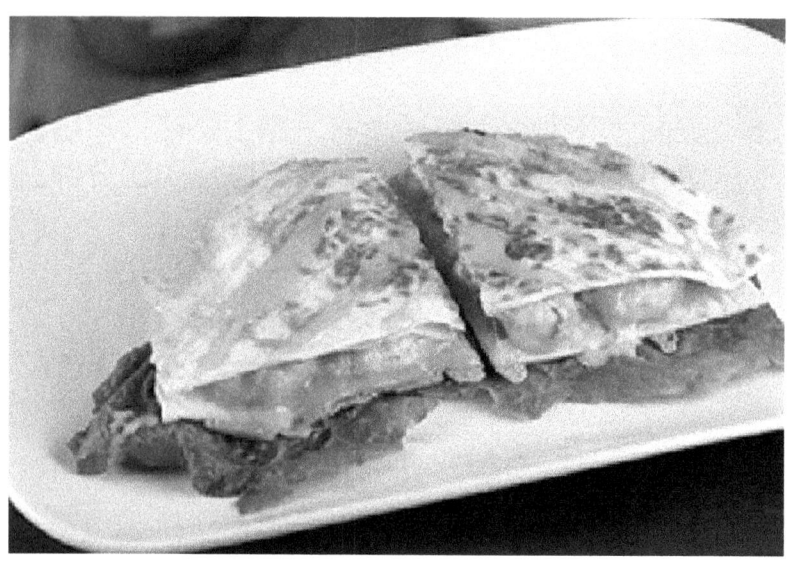

服务 6

- 3/4 杯低钠切达干酪丝
- 2 盎司 低脂奶油干酪，软化
- 4 个葱，切成薄片
- ½ 个中等大小的红甜椒，切碎
- ⅓ 杯切碎的香菜
- 1 个墨西哥辣椒，去籽并切碎
- 1 茶匙酸橙皮碎
- 1 汤匙新鲜酸橙汁
- 8 盎司蟹肉块
- 4 个全麦玉米饼
- 烹饪喷雾

1. 在一个中等大小的碗中，将切达干酪、奶油干酪、葱、甜椒、香菜、墨西哥辣椒、青柠皮碎和青柠汁搅拌在一起。拌入蟹肉，小心不要把它弄碎太多。

2. 将蟹肉混合物铺在每个玉米饼的一半上，均匀地分开。将玉米饼折叠成半月形。

3. 在一个大的不粘锅上喷上烹饪喷雾，然后用中火加热。一次煮 2 个玉米粉饼，每面约 3 分钟，直至呈金黄色且馅料变热。

4. 将玉米饼从锅中取出，在煮剩余的玉米饼时保持温暖。

5. 将每个玉米饼切成 4 块，趁热食用。

19. 冷冻酸奶浆果纽扣

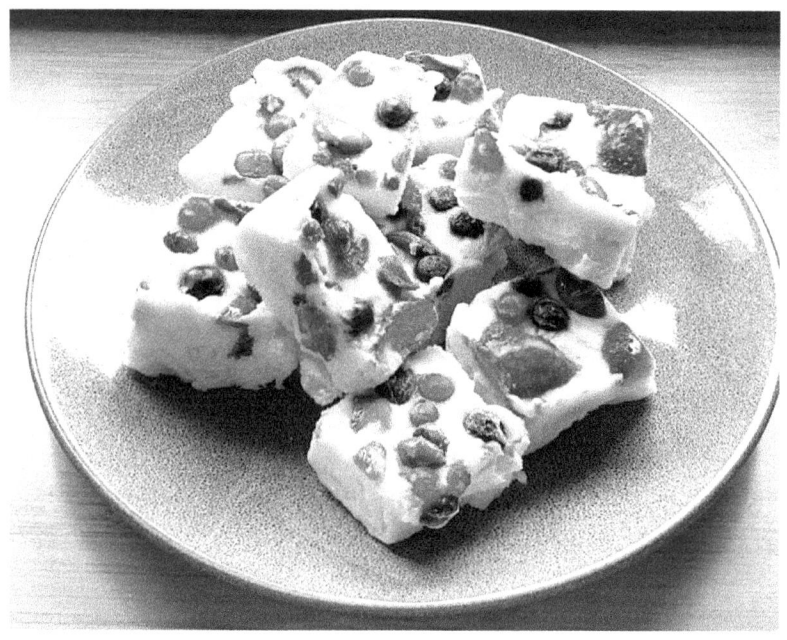

服务 1

- $\frac{1}{2}$ 杯冷冻混合浆果
- 1 杯脱脂原味希腊酸奶
- 1 茶匙蜂蜜

1. 在烤盘上铺上羊皮纸（确保烤盘适合冰箱）。

2. 在食品加工机或搅拌机中，将浆果打成泥。加入酸奶和蜂蜜，搅拌直至光滑且充分混合。

3. 将 $\frac{1}{4}$ 茶匙的酸奶浆果混合物滴在羊皮纸上，中间留出空间，以免它们相互扩散。

4. 将烤盘放入冰箱冷冻至少 3 小时，直至液滴凝固。

5. 立即食用，或将滴剂转移到可冷冻、可密封的塑料袋中并储存直至可以食用。

20.巧克力樱桃格兰诺拉麦片棒

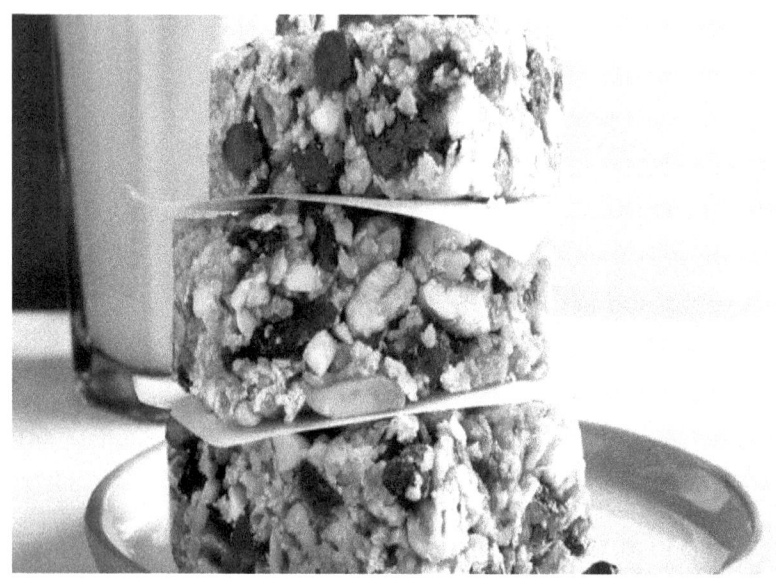

制作 12 条

- 烹饪喷雾
- 2 杯老式速煮燕麦片
- 1 杯杏仁片
- $\frac{1}{4}$ 杯亚麻籽
- $\frac{2}{3}$ 杯蜂蜜
- $\frac{1}{4}$ 杯包装红糖
- 3 汤匙椰子油
- $1\frac{1}{2}$ 茶匙香草精
- $\frac{1}{2}$ 杯切碎的干樱桃
- $\frac{1}{2}$ 杯切碎的黑巧克力

1. 在一个大搅拌碗中，将燕麦和杏仁混合，搅拌均匀。将混合物铺在一张大烤盘上，在烤箱中烘烤约 10 分钟，偶尔搅拌，直至轻微烘烤。

2. 将混合物放回大搅拌碗中，加入亚麻籽搅拌。

3. 将烤箱温度降低至 300°F。

4. 在一个小平底锅中，用中火将蜂蜜、红糖和椰子油混合，煮沸。边搅拌边煮 1 分钟，然后拌入香草精。

5. 将蜂蜜混合物与樱桃一起添加到燕麦混合物中搅拌均匀。拌入巧克力。

6. 将混合物转移到准备好的烤盘中。将混合物压入锅中均匀的一层。将格兰诺拉麦片放入烤箱烘烤 25 至 28 分钟，直到格兰诺拉麦片开始变成棕色。

甜点

21． 樱桃酥

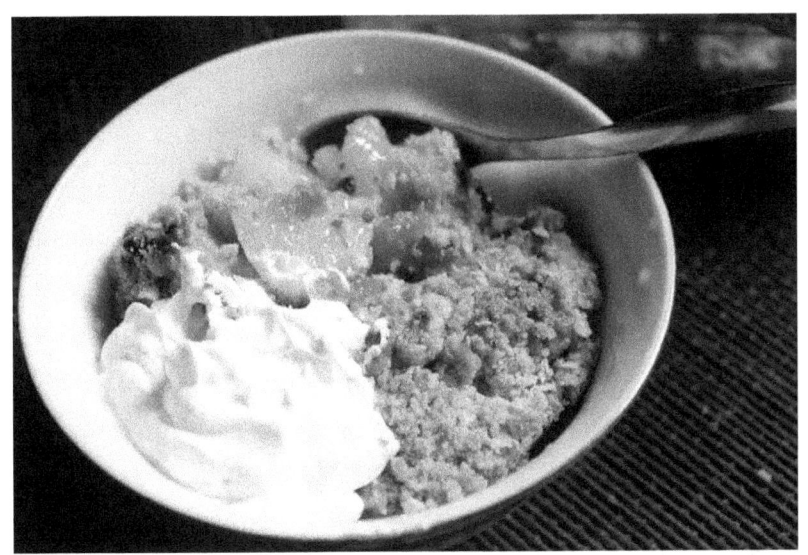

份量：6 份

成分

- 16 盎司 罐头红酸去核

- 樱桃

- 1½ 汤匙 玉米淀粉

- ½ 杯速煮燕麦片

- 2 汤匙切碎的核桃

- 4 茶匙 糖

- ¼ 茶匙 杏仁提取物

- 1 汤匙人造黄油——融化

1. 沥干樱桃，保留 3/4 杯果汁。将少量果汁、玉米淀粉和糖放入锅中混合。加入剩余的汁液搅拌。

2. 用中火煮，不断搅拌直至变稠和澄清。从火上移开。添加樱桃并提取。铺入 8 寸烤盘中。

3. 浇头：将烤箱预热至 375 F。在小碗中混合燕麦和核桃。

4. 添加人造黄油；用叉子搅拌均匀。混合物会变得易碎。将配料撒在樱桃上。烘烤 20 分钟或直至顶部变成棕色。趁热或冷藏食用

22． 耐嚼的苹果月

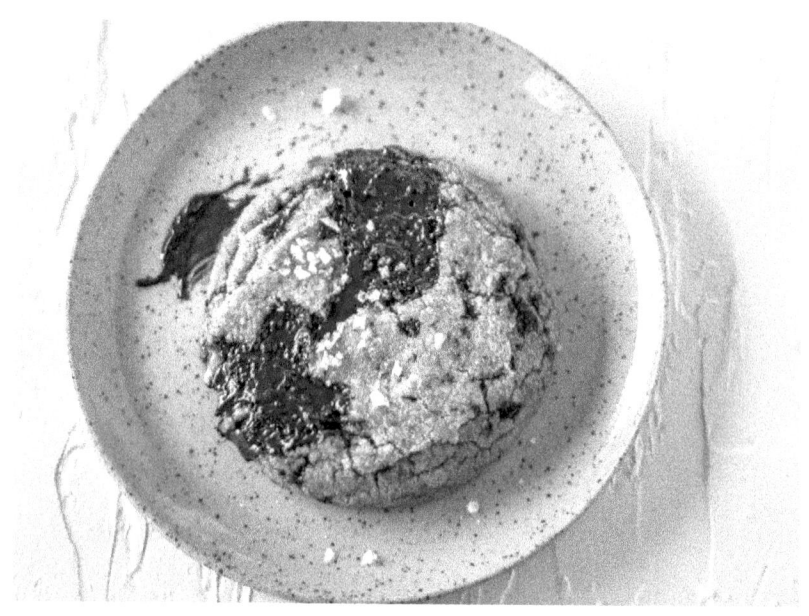

份量：18 份

成分

- 3/4 杯苹果汁——浓缩汁

- $\frac{1}{2}$ 杯 苹果——干

- 2 个蛋

- $\frac{1}{4}$ 杯 黄油——融化并冷却

- 1 茶匙 香草

- $1\frac{1}{4}$ 杯 面粉

- $\frac{1}{2}$ 茶匙发酵粉

- $\frac{1}{2}$ 茶匙 肉桂粉——磨碎

- 1/4 茶匙 盐

- $\frac{1}{8}$ 茶匙 肉豆蔻粉 -- 磨碎

1. 切水果。将浓缩苹果汁和苹果混合；静置 10 分钟。

2. 将烤箱预热至 350 度。在中型碗中打鸡蛋。加入浓缩混合物、黄油和香草精。添加剩余成分并搅拌均匀。将一汤匙 2 英寸的面团放在涂有油脂的饼干片上。

3. 烘烤 10-12 分钟，直至变硬并呈金黄色。

4. 凉爽的电线架。存放在密闭的容器中。

23. 糖尿病和低钠磅蛋糕

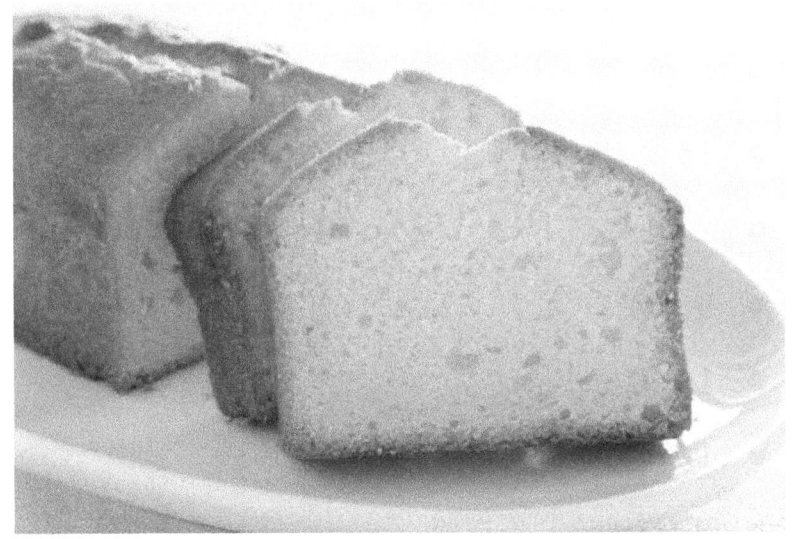

产量：4 份

成分

- 1½ 杯 植物起酥油

- 2／4 杯糖

- 9 个鸡蛋

- 1 个柠檬；果汁

- 1 茶匙 香草

- 2 杯 过筛的蛋糕粉

1. 将烤箱加热至 300 度。在 10 英寸管盘上涂上油脂并撒上面粉。

2. 奶油起酥油直至光滑。逐渐加入糖和奶油。

3. 一次加入一个鸡蛋，每加入一个后搅匀。加入柠檬汁和香草精。筛入蛋糕粉并添加到混合物中。

4. 将混合物倒入管盘中。烘烤 1.5 小时或直至测试完成。

24.奶油酪乳柠檬冰糕

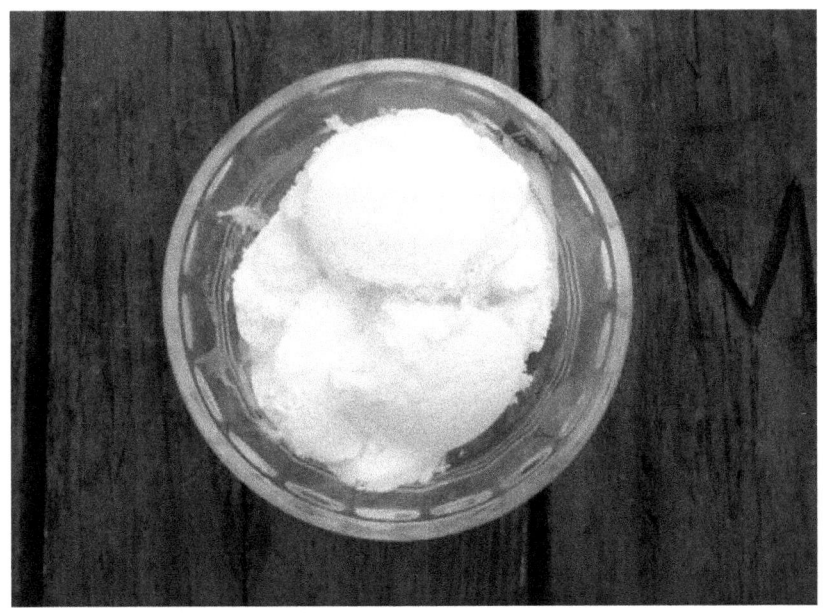

服务 4

- 2 杯低脂酪乳
- 1 杯糖
- 1 个柠檬皮
- $\frac{1}{4}$ 杯新鲜柠檬汁

1. 在一个大搅拌碗中，将所有成分搅拌在一起，直至糖完全溶解。

2. 盖上混合物并冷藏约 4 小时，直至非常冷。

3. 将混合物转移到冰淇淋机中并根据制造商的说明进行冷冻。

4. 将冰糕转移到可冷冻的容器中，并在食用前冷冻至少 4 小时。

25.红糖-山核桃冰淇淋

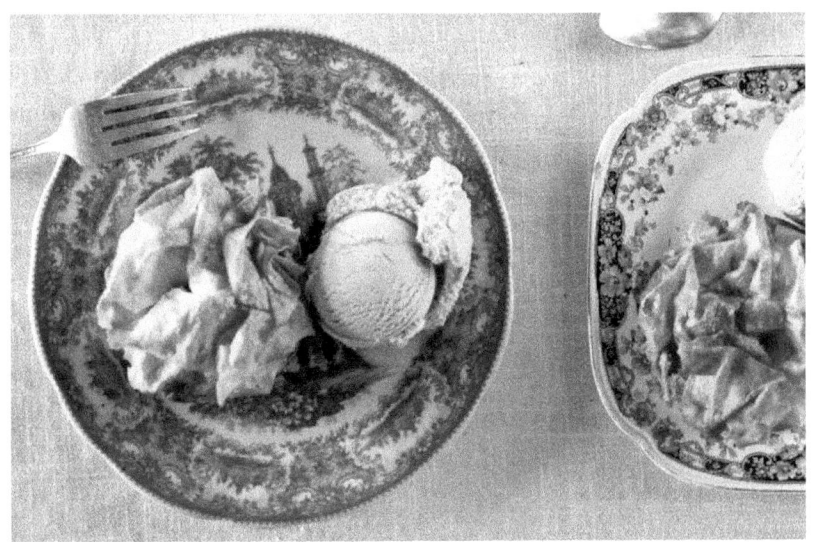

服务 8

- 1 汤匙水
- 1½ 茶匙无味明胶粉
- 2½ 杯低脂牛奶
- 3/4 杯包装深红糖
- ½ 茶匙肉桂粉
- 3 个蛋黄
- 1 罐（12 盎司）脱脂淡奶
- 1 茶匙香草精
- ½ 杯切碎的山核桃

1. 在一个大平底锅中，用中火加热 1.5 杯牛奶。当牛奶热时，加入红糖和肉桂，继续加热。

2. 在一个中等大小的碗中，将蛋黄和淡奶搅拌在一起。将热牛奶混合物细细地加入鸡蛋混合物中，不断搅拌，直至充分混合。

3. 将混合物转移回锅中，用中火加热，不断搅拌直到混合物开始变稠，大约需要 5 分钟。

4. 将混合物通过细网筛过滤到碗中，然后加入明胶和水的混合物搅拌。

5. 加入剩余的 1 杯牛奶和香草精，搅拌，盖上盖子，在冰箱中冷藏至少 2 小时或过夜。

6. 搅拌混合物，将其转移到冰淇淋机中，然后根据制造商的说明进行冷冻。当混合物几乎冻结时，加入山核桃。

26.宝石红水煮梨

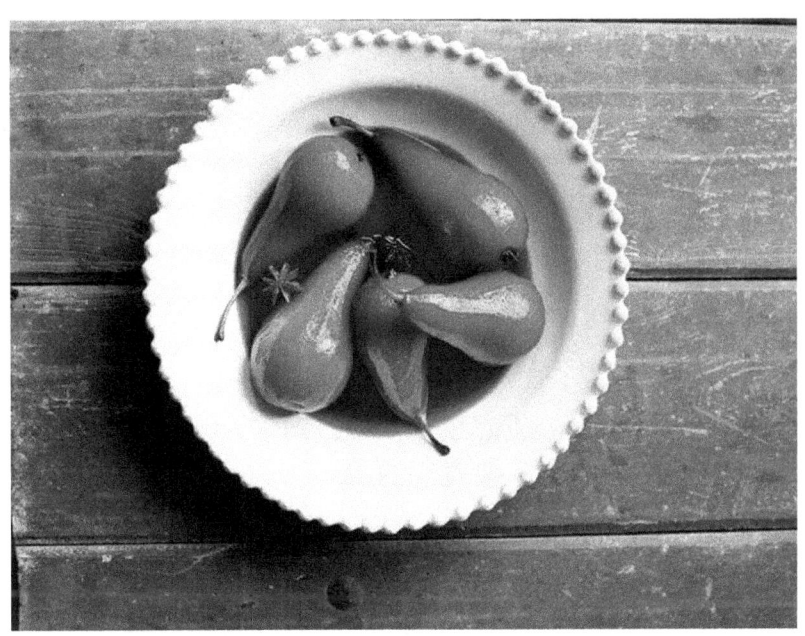

服务 4

- 2 杯红酒
- $\frac{1}{4}$ 杯糖
- 1 条（3 英寸）橙皮
- 1 个橙汁
- 1 根肉桂棒
- 2 整个丁香
- 4 个坚硬、成熟的梨，去皮，茎保持完整，底部平整，这样梨就能直立

1. 在一个大平底锅中，将酒、糖、橙皮、橙汁、肉桂棒和丁香用中高火煮沸。将火调至中低，不盖锅盖，小火煮约 5 分钟。

2. 将梨加入液体中，盖上锅盖，煮约 20 分钟，期间不时翻动梨，直至梨变软但不软。将梨转移到盘子或大碗中。

3. 将火调至中火，边搅拌边煮液体约 15 分钟，直至混合物开始变稠并变成糖浆状。

4. 去除橙皮、肉桂棒和丁香。

5.将酱汁倒在梨上，冷藏 2 小时或更长时间即可食用。

27.桃子蓝莓脆

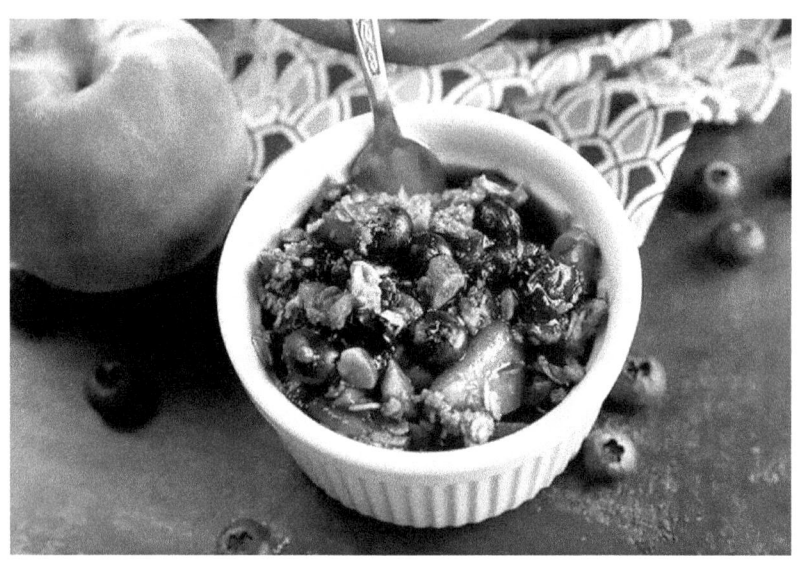

服务 4

对于填充：
- 烹饪喷雾
- 2 杯 切片桃子
- 1 杯新鲜蓝莓
- 2 汤匙砂糖
- 2 汤匙通用面粉
- 2 汤匙新鲜柠檬汁

对于浇头：
- 3/4 杯老式燕麦片
- $\frac{1}{4}$ 杯 通用面粉
- 3 汤匙不加糖的椰子片
- 2 汤匙椰子油
- $\frac{1}{4}$ 杯包装红糖

1. 在一个大碗中，将桃子和蓝莓搅拌在一起。加入糖、面粉和柠檬汁，搅拌混合。将混合物倒入准备好的小模子中，将其均分。

2. 将燕麦、面粉、椰子片、椰子油和红糖放入食品加工机中混合。脉冲直至混合物充分混合。

3. 将混合物舀到小模子中的水果上，将其均分并确保完全覆盖水果。

4. 将装有馅料模子的烤盘放入烤箱中烘烤约 1 小时，直至顶部变成漂亮的棕色，馅料非常热并冒泡。

5. 如果需要的话，趁热食用，上面可加一勺香草冰淇淋或冷冻酸奶。

28.柠檬酥皮夹心蛋糕

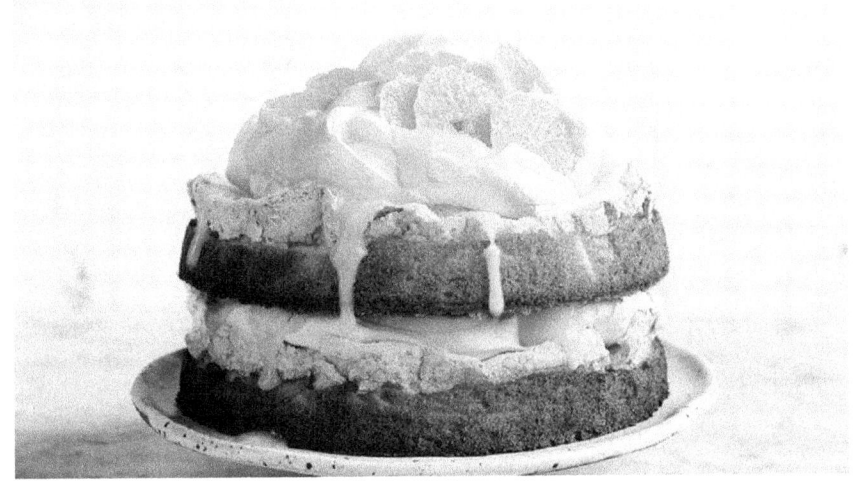

对于蛋糕：
- 烹饪喷雾
- 通用面粉，用于除尘
- 4 个鸡蛋，室温
- ⅔ 杯糖
- 1 茶匙香草精
- 1 茶匙柠檬皮屑
- 3 汤匙菜籽油
- 3/4 杯蛋糕粉

对于填充：
- 1 罐脱脂甜炼乳
- 1 茶匙柠檬皮屑
- ⅓ 杯新鲜柠檬汁

对于浇头：
- 2 个蛋清，室温
- 1/4 茶匙塔塔粉
- ¼ 杯糖
- ¼ 茶匙香草精

制作蛋糕：

1. 在一个大碗中，将鸡蛋和糖混合，用电动搅拌机中高速搅拌 8 至 10 分钟，直至松软呈浅黄色。添加香草和柠檬皮。

2. 使用橡胶抹刀轻轻拌入油。

3. 加入面粉搅拌直至混合。

4. 将面糊转移到准备好的烤盘中，均匀分配。

5. 将蛋糕烘烤 20 至 22 分钟，直至用牙签插入蛋糕中心，取出时是干净的。

6. 将烤盘放在金属架上冷却 10 分钟，然后将蛋糕翻到架子上并完全冷却。

29.巧克力奶油馅饼

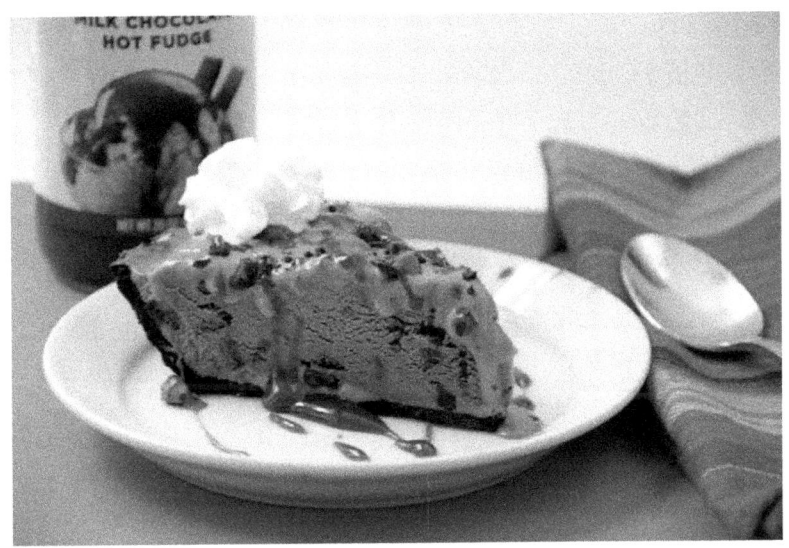

服务 8

对于地壳：

- $1\frac{1}{4}$ 杯 巧克力饼干屑
- 3 汤匙无盐黄油，融化

对于填充：

- 3/4 杯糖
- $\frac{1}{4}$ 杯玉米淀粉
- $\frac{1}{4}$ 杯不加糖可可粉
- 1／4 杯低脂牛奶或淡椰奶
- 1 个鸡蛋
- 4 盎司苦乐参半的巧克力，切碎
- 无脂非乳制品搅打配料，供食用

1. 在一个大平底锅中，用中火将糖、玉米淀粉和可可粉搅拌在一起。加入牛奶和鸡蛋，继续搅拌直至光滑。

2. 煮约 5 分钟，不断搅拌，直至混合物起泡并变稠。

3. 将混合物从火上移开，加入巧克力，搅拌直至完全融化并混合。

4.将馅料倒入准备好的饼皮中，盖上保鲜膜，将塑料薄膜压在馅料表面，冷藏至少 4 小时至凝固。

5. 冷藏后食用，如果需要，可在上面撒上水果或搅打过的配料。

30.巧克力釉椰子条

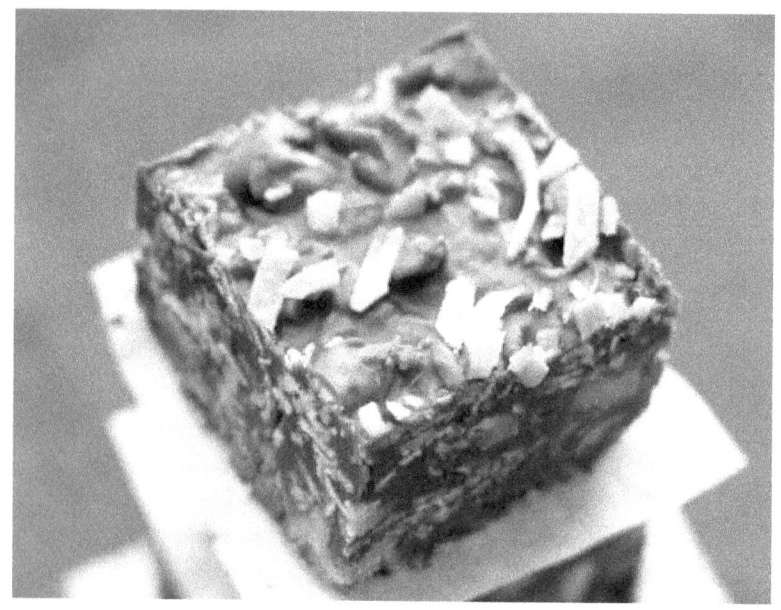

制作 8 条

对于酒吧：

- $1\frac{1}{2}$ 杯 不加糖的椰丝
- $\frac{1}{4}$ 杯糖
- 2 汤匙椰子奶油
- 2 汤匙椰子油
- $\frac{1}{2}$ 茶匙香草精

对于巧克力釉：

- 3 汤匙迷你黑巧克力片
- $\frac{1}{2}$ 汤匙椰子油

制作酒吧：

1. 在一个中等大小的碗中，将椰丝、糖、椰子奶油、椰子油和香草精搅拌均匀。

2. 在带喷嘴的微波炉安全玻璃量杯或微波炉安全小碗中，将巧克力片和椰子油混合。将巧克力和油放入微波炉中，以 50% 的功率加热 30 秒，直至巧克力片半融化。

3. 搅拌使它们完全融化并将混合物充分混合。

4. 从冰箱中取出巧克力棒，切成 8 块。将巧克力棒放在准备好的烤盘上，然后在上面淋上巧克力釉。

5. 将烤盘放入冰箱中再冷冻 5 分钟左右，直至巧克力凝固。

6. 立即食用或将能量棒存放在冰箱中最多 3 周。

31. 樱桃杏仁脆饼

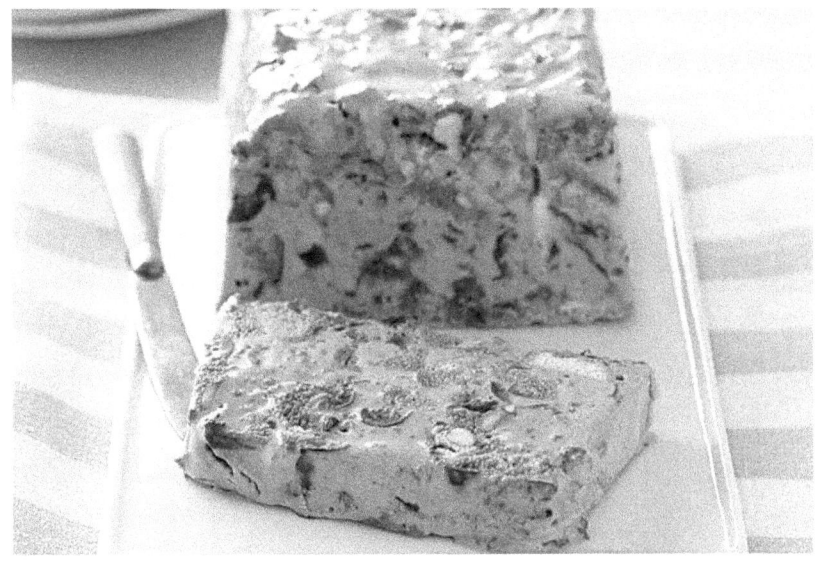

制作 18 份脆饼

- 1 杯 通用面粉
- 1 杯全麦面粉
- ½ 茶匙泡打粉
- ½ 茶匙小苏打
- ¼ 杯无盐黄油
- ½ 杯砂糖
- ¼ 杯 红糖
- 2 个蛋
- 1 汤匙香草精
- 3 盎司 杏仁
- 2 盎司 干樱桃，切碎

1. 在一个中等大小的搅拌碗中，将面粉、泡打粉和小苏打搅拌在一起。

2. 在一个大搅拌碗中，使用电动搅拌机，将黄油和糖一起搅拌直至呈奶油状。添加鸡蛋，一次一个。

3. 加入香草精和干原料，搅拌直至充分混合。加入杏仁和干樱桃。

4. 将面团分成两等份。在准备好的烤盘上，将面团塑造成两个 3 x 8 英寸的面包。

5. 将面包烘烤 30 至 35 分钟，直至变成金黄色。

6. 将面包以 45 度角切成 1 英寸宽的片。

7. 将切片放回烤盘上，将它们放在未切割的边缘上。将脆饼烘烤约 25 分钟，直至其变得非常干燥并呈浅棕色。

32.带有巧克力屑的燕麦曲奇

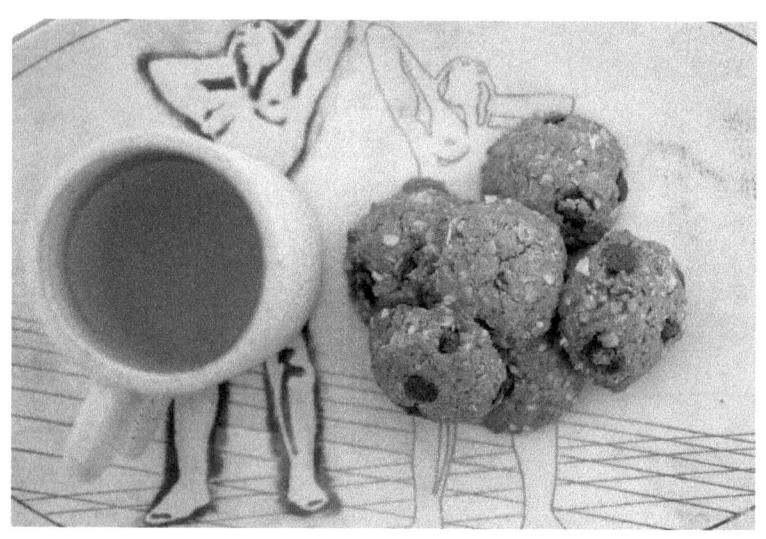

- ½ 杯通用面粉
- ½ 杯全麦面粉
- 3/4 杯老式速煮燕麦片
- ½ 茶匙泡打粉
- ⅓ 茶匙小苏打
- 3/4 杯淡红糖
- ⅓ 杯菜籽油
- 1 个鸡蛋
- 1 茶匙香草精
- ⅓ 杯黑巧克力片

1. 将烤箱预热至 350°F。

2. 在一张大烤盘上铺上羊皮纸。

3. 在一个中等大小的搅拌碗中，混合面粉、燕麦、泡打粉和小苏打。

4. 使用电动搅拌机，在一个大搅拌碗中，将糖和油搅拌在一起。

5. 加入鸡蛋和香草精，搅拌均匀。

6. 将干混合物添加到湿混合物中并搅拌混合。

7. 拌入巧克力片。

8. 用圆形汤匙将饼干面团放在烤盘上。

9. 将饼干烘烤至金黄色，大约需要 25 分钟。将饼干转移到金属架上冷却。

33． 低钠玉米面包馅饼

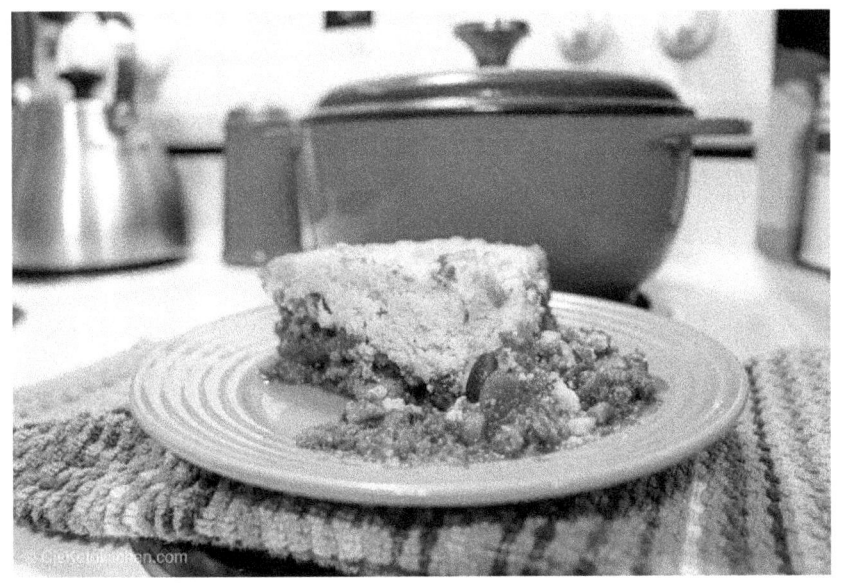

成分

- 1 磅 碎牛肉，瘦肉

- 大洋葱各 1 个——切碎

- 模拟番茄汤各 1 份

- 盐和 3/4 茶匙黑胡椒

- 1 汤匙辣椒粉

- 12 盎司冷冻玉米粒

- ½ 杯 青椒 -- 切碎

- 3/4 杯玉米面

- 1 汤匙糖

- 1 汤匙 通用面粉

- 1½ 茶匙发酵粉

- 蛋白各 2 个——打匀

- ½ 杯 2% 牛奶

- 1 汤匙 培根汁

1. 玉米面包派：将碎牛肉和切碎的洋葱放入煎锅中混合。

2. 棕色很好。加入番茄汤、水、胡椒粉、辣椒粉玉米和切碎的青椒。搅拌均匀，小火煮 15 分钟。变成抹了油的砂锅。上面放上玉米面包（如下），然后在中温（350~ F）烤箱中烘烤 20 分钟。

3. 玉米面包配料：将玉米粉、糖、面粉和泡打粉一起过筛。加入打匀的鸡蛋、牛奶和培根汁。转到牛肉混合物上。

34. 巧克力舒芙蕾蛋糕

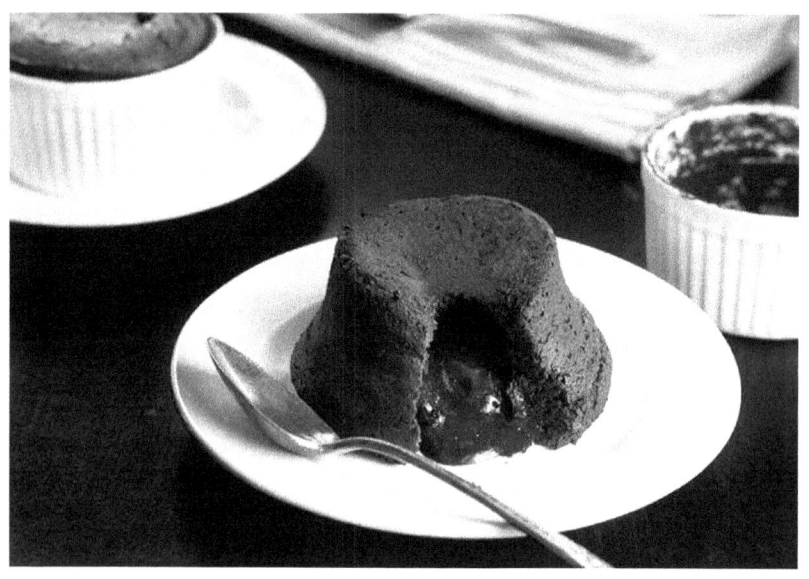

份量：8 份

成分

- 不粘植物油

- 喷

- 14 汤匙糖

- ⅔ 杯 核桃 -- 烤

- ½ 杯不加糖可可粉

- 3 汤匙植物油

- 8 个大蛋白

- 1 撮 盐

- 糖粉

1. 在平底锅和纸上涂上植物油喷雾。在锅中撒上 2 汤匙糖。在处理器中加入 2 汤匙糖，将坚果磨碎。将坚果混合物转移到大碗中。加入 10 汤匙糖和可可，然后加入油。

2. 使用电动搅拌机，将蛋白和盐放入大碗中，搅拌直至形成软峰。将蛋白分 3 次加入可可混合物中。

3. 将面糊舀入准备好的平底锅中；光滑的顶部。

4. 烘烤约 30 分钟，直至蛋糕泡芙和插入中心的测试仪出来并附有潮湿的面包屑。

35. 牧羊人的火鸡派

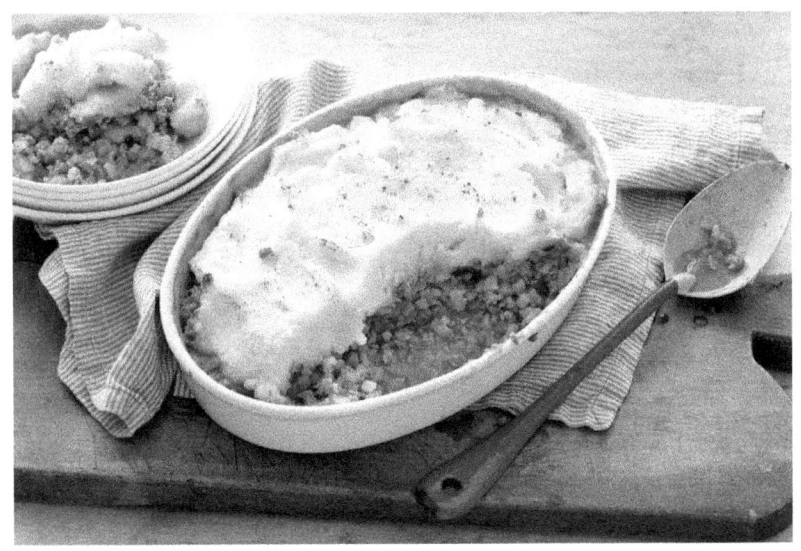

产量：6 份

成分

- 2 个洋葱，切片

- 2 汤匙植物油

- 4 杯火鸡/鸡肉，煮熟，切碎

- $\frac{1}{4}$ 杯 全麦面粉

- 2 杯鸡汤或肉汤

- 2 杯胡萝卜；切片，蒸熟

- 2 杯 番茄/罐装，去皮，切丁

- $\frac{1}{2}$ 茶匙 干百里香

- $\frac{1}{2}$ 茶匙 干迷迭香

- 6 个土豆；煮熟，捣碎

1. 在一个大平底锅中，将洋葱放入油中炒 5 分钟。添加火鸡（或鸡肉）。撒上面粉，搅拌均匀。加入鸡汤、胡萝卜、西红柿、百里香和迷迭香。

2. 用中火煮至变稠。倒入涂了少许油的 3 夸脱砂锅中。将土豆铺在上面。在 375 F 烤箱中烘烤 20 至 30 分钟，或直至变成棕色。

36. 丝滑可可奶油

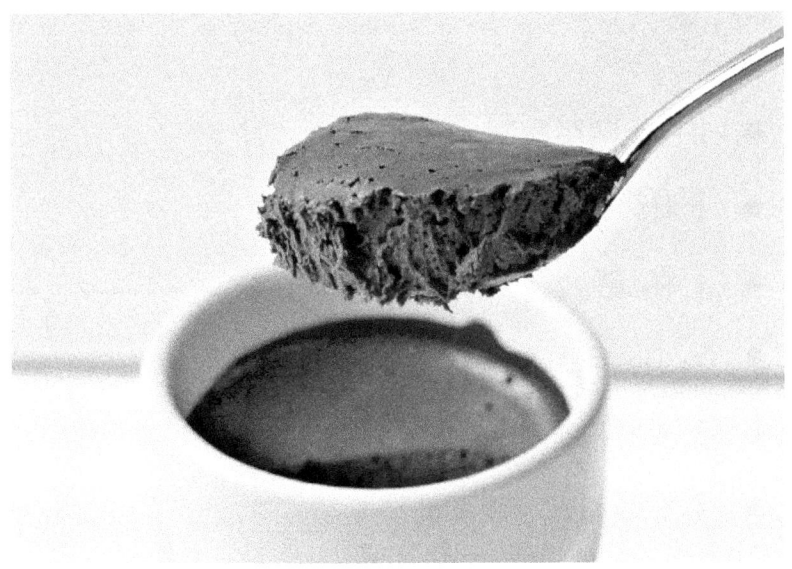

份量：8 份

成分

- 1 包无味明胶
- ¼ 杯 冷水
- ½ 杯 糖
- ⅓ 杯好时可可
- 3/4 杯脱脂牛奶
- ½ 杯低脂部分脱脂乳清干酪
- 1 茶匙香草精
- ½ 杯非乳制品搅打配料
- 新鲜草莓

1. 在小碗中，将明胶撒在水上；静置 2 分钟使其软化。在中型平底锅中，将糖和可可搅拌在一起；加入牛奶搅拌。用中火煮，不断搅拌，直到混合物非常热。加入明胶混合物；搅拌至明胶完全溶解；将混合物倒入中型碗中。

2. 在搅拌机或食品加工机碗中，将乳清干酪和香草精搅拌至光滑；搅拌成搅打好的配料。

3. 逐渐拌入可可混合物；立即倒入 2 杯模具中。冷藏约 2-3 小时直至变硬。脱模到盘子上。如果需要，可与草莓一起食用。

37. 红薯和苹果

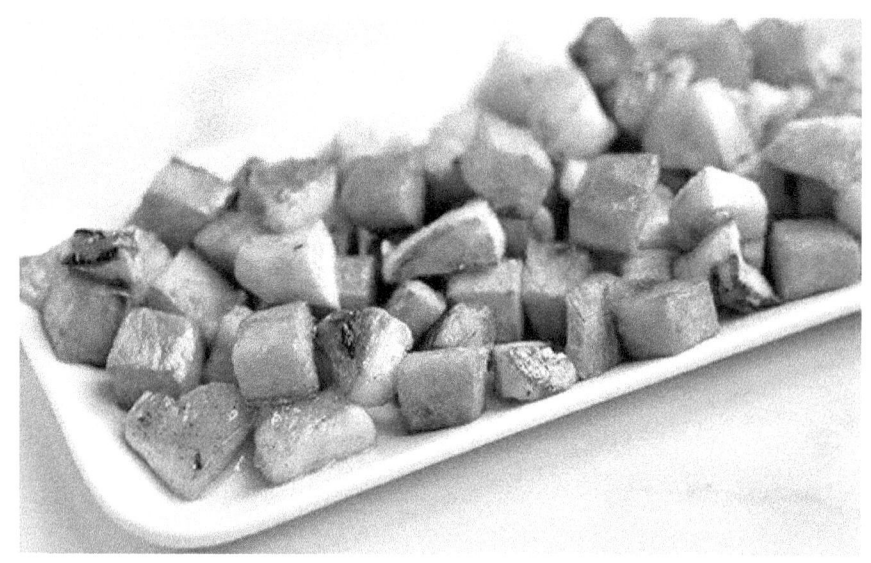

份量：4 份

成分

- 12 盎司熟红薯，
- 去皮——纵向切片
- 切成薄片
- 2 个小甜苹果，去皮，切半
- 切成薄片
- 切片
- $\frac{1}{4}$ 杯 冷冻橙汁
- 浓缩——解冻
- $\frac{1}{4}$ 杯 水
- 6 茶匙 糖
- $\frac{1}{8}$ 茶匙 姜末
- $\frac{1}{4}$ 茶匙 肉桂粉
- $\frac{1}{8}$ 茶匙 肉豆蔻粉
- 1 汤匙 加
- 1 茶匙人造黄油

1. 将烤箱预热至 350 度。将红薯片和苹果片交替放入已喷洒不粘烹饪喷雾的烤盘中。

2. 将橙汁、水、糖和香料混合。将混合物均匀地倒在土豆和苹果上。点上人造黄油，不盖盖子烘烤 1 小时。

38.   烘焙混合物，低钠

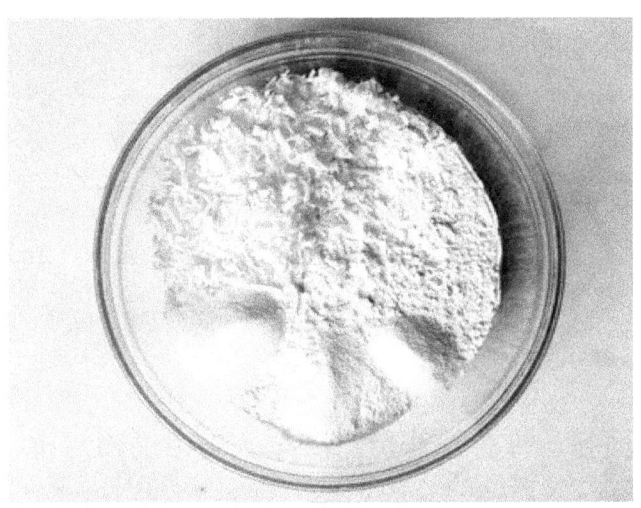

份量：12 份

成分

- 9 杯 面粉

- $\frac{1}{4}$ 杯 糖

- $\frac{1}{2}$ 杯低钠泡打粉

- $1\frac{1}{4}$ 杯 植物油

路线：

a) 将面粉、泡打粉和糖在一个大碗中过筛两次。

b) 使用糕点搅拌机慢慢加入油，直到混合物呈粗玉米粉的质地。在室温下或冰箱中储存在密闭的容器中。

c) 混合物在室温下可保存两个月，在冰箱中可保存更长时间。

d) 将混合物轻轻倒入杯子中，并用刀或抹刀调平。

主菜

39．低钠鸡汤

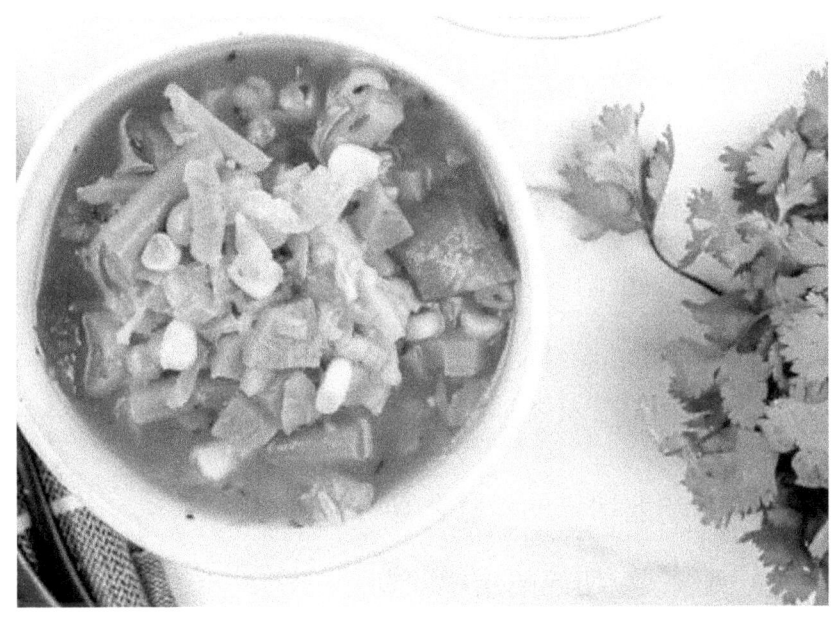

份量：8 份

成分

- 3 磅炸鸡

- ½ 杯 干雪利酒

- ½ 杯 切碎的葱

- 2 杯 切碎的西红柿

- 1 杯 玉米粒

- ½ 杯 红薯丁

- ½ 杯 去壳豌豆

- 2 汤匙切碎的新鲜韭菜

- 1 茶匙 切碎的新鲜罗勒

- ½ 茶匙 切碎的新鲜龙蒿

- 6 杯脱脂鸡汤

1. 在一个大汤锅或荷兰烤箱中，用中高火，将鸡块放入雪利酒中，快速煎至两面变成棕色（约 10 分钟）。从锅中取出并放在一边。

2. 加入葱、西红柿、玉米和红薯，用汤锅中剩余的汤汁炒 5 分钟。如果锅变干，加少量水。

3. 加入豌豆、细香葱、罗勒、龙蒿和智利，煮 5 分钟。添加高汤、水和鸡块。煮沸，然后转中火，盖上锅盖，煮 45 分钟。

40.平底锅烤鸡胸肉

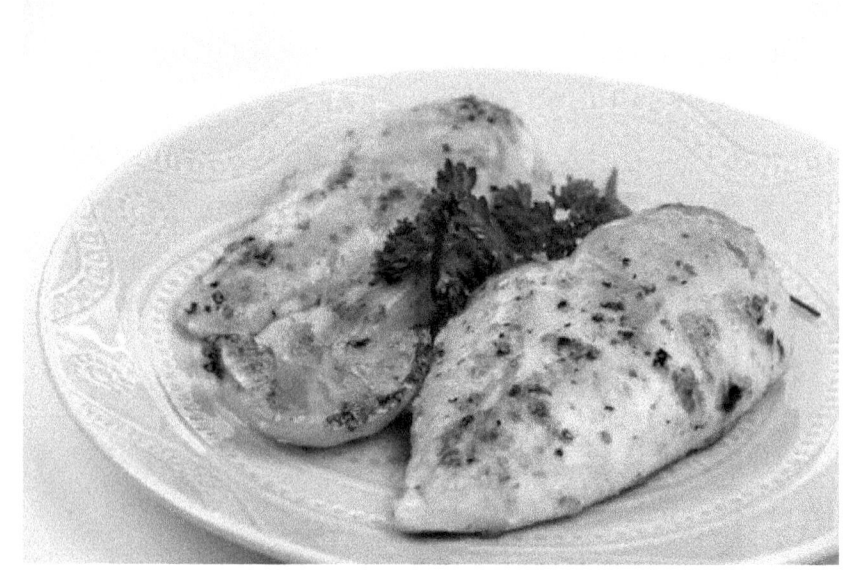

服务 4

- 1 只（4 磅）整只鸡
- 2 个柠檬，切成两半
- 6 个大蒜瓣
- 1 汤匙无盐黄油
- 4 汤匙 第戎芥末
- 1 汤匙切碎的新鲜百里香
- ½ 茶匙现磨胡椒粉
- 3/4 杯低钠鸡汤
- ½ 杯干白葡萄酒
- 3 汤匙低脂酸奶油
- 1 汤匙切碎的新鲜细香葱

1. 将鸡肉放入大型烤箱安全煎锅中，例如铸铁煎锅。将柠檬和大蒜放入鸡的腔内。将黄油擦在乳房皮肤下面。在鸡肉外面涂上两汤匙芥末。在鸡肉上撒上百里香和胡椒。

2. 将鸡肉放入烤箱烤 50 至 60 分钟，

3. 将煎锅放在炉子上，用中高火加热。用刀的侧面将蒜瓣捣碎，然后将其添加到煎锅中的滴汁中。加入肉汤和酒，煮 3 分钟，搅拌并刮掉任何棕色碎片。

4. 加入酸奶油，煮约 1 分钟，直至稍微变稠。加入剩余的 2 汤匙芥末和细香葱，搅拌。

41. 番茄酱焖鸡

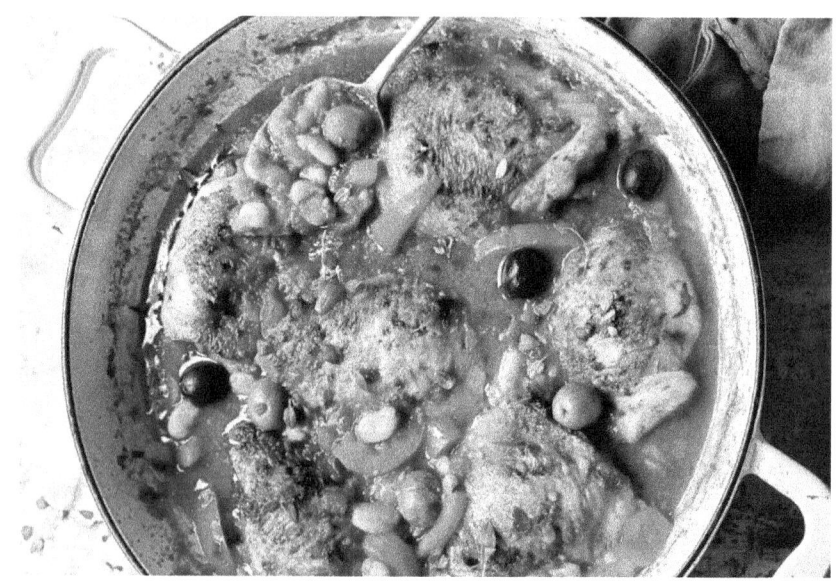

服务 6

- 2 汤匙橄榄油
- 6 去皮鸡大腿
- ½ 茶匙现磨胡椒粉
- 1 个中等大小的洋葱，切丁
- 3 瓣蒜，切碎
- ¼ 杯 干白葡萄酒
- 2 杯低钠鸡汤
- 2 汤匙刺山柑，沥干
- ¼ 杯切片、去核的腌制绿橄榄
- 1 汤匙切碎的新鲜牛至
- 1 罐无盐番茄丁，带汁
- 2 汤匙切碎的新鲜平叶欧芹

1. 在大煎锅中用中高火加热油。在鸡肉上撒上胡椒粉，将其放入煎锅中，翻面一次，直至两面变成棕色，总共约 4 分钟（如有必要，可分批煮鸡肉，以免锅太拥挤）。将鸡肉转移到盘子上。

2. 将火调至中火。将洋葱和大蒜放入锅中，不断搅拌，直至洋葱变软，大约需要 4 分钟。

3. 加入酒，小火煮约 3 分钟，搅拌并刮掉锅底的褐色残渣，直至液体减少约一半。加入肉汤、刺山柑、橄榄、牛至和西红柿及其汁液。

4. 将火调至中低，将鸡腿放回锅中，淋上酱汁。不盖锅盖，小火煮约 20 分钟，直至鸡肉完全煮熟。

5. 将酱汁淋在鸡肉上，饰以欧芹。

42.中式鸡肉蔬菜炒菜

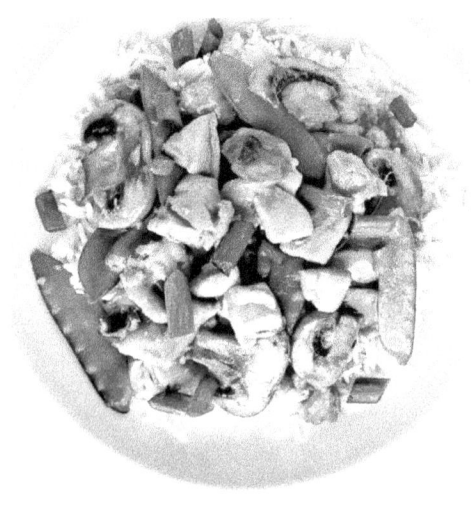 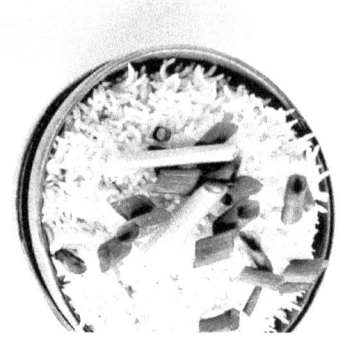

服务 6

- 3 汤匙中国料酒
- 4 汤匙低钠酱油
- 1 汤匙玉米淀粉
- 1 磅去皮去骨鸡胸肉
- 5 汤匙水
- 2 汤匙蜂蜜
- 2 汤匙未调味米醋
- 2 瓣蒜，切碎
- 1 汤匙去皮切碎的鲜姜
- 1 汤匙植物油
- 2 杯西兰花小花，切碎
- 1 个中等大小的洋葱，切丁
- 2 根中等大小的胡萝卜，去皮并切丁
- 5 杯 青卷心菜，切丝
- 2 杯 荷兰豆

- 3 根葱，切成薄片，用于装饰

1. 在一个中等大小的碗中，将酒、2 汤匙酱油和玉米淀粉搅拌在一起，制成腌料。加入鸡肉，搅拌均匀。

2. 在一个小碗中，将剩余的 2 汤匙酱油、3 汤匙水、蜂蜜、醋、大蒜和姜混合在一起。

3. 在一个大的不粘锅或炒锅中用中高火加热油。
   加入西兰花、洋葱、胡萝卜和剩余的 2 汤匙水。
   加入卷心菜和荷兰豆，再煮 2 分钟。

4. 将鸡肉与腌料一起放入煎锅中，偶尔搅拌，直
   至煮熟，大约需要 3 分钟。

5. 加入酱汁混合物，然后将蔬菜放回锅中

43.烤酪乳鸡

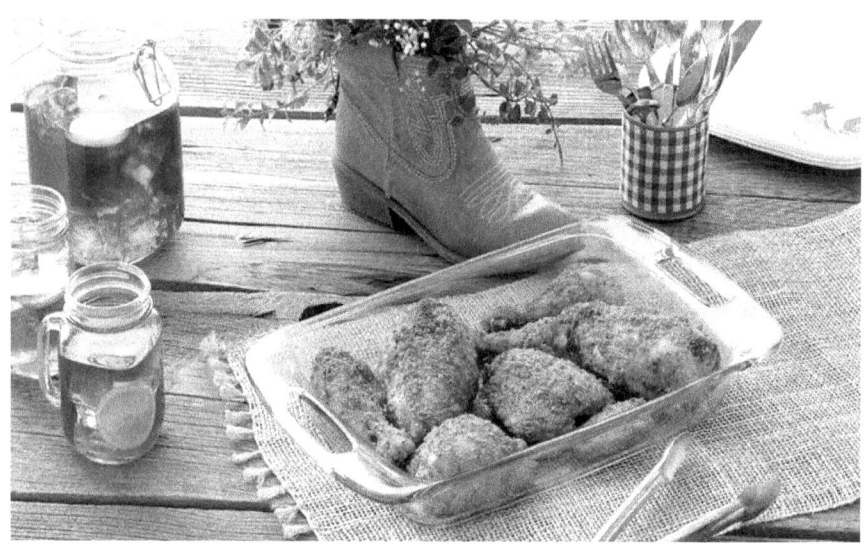

服务 6

- ⅔ 杯低脂酪乳
- 1 茶匙辣椒粉
- ½ 茶匙辣椒
- ½ 茶匙大蒜粉
- ½ 茶匙洋葱粉
- ½ 茶匙现磨胡椒粉
- 1 只（3.5 磅）整只鸡，切成 8 块（鸡胸肉、大腿肉、腿肉和鸡翅）
- ½ 杯通用面粉
- 4 杯玉米片，压碎

1. 在一个大碗中，将酪乳、辣椒粉、辣椒粉、大蒜粉、洋葱粉和胡椒粉混合。加入鸡肉，然后翻面。盖上鸡肉并冷藏至少 1 小时，最好过夜。

2. 将烤箱预热至 425°F。

3. 将烤架放在大烤盘上。

4. 将面粉和压碎的玉米片分别放入浅碗中。

5. 将鸡肉从酪乳混合物中取出，让多余的液体流回碗中。将鸡肉捞入面粉中。将撒了面粉的鸡肉重新浸入酪乳混合物中，然后浸入玉米片中，滚动以完全覆盖鸡肉。

6. 将鸡肉放在烤架上，放入烤箱烘烤约 30 分钟，直至呈褐色并煮熟。趁热食用。

44.希腊火鸡汉堡配羊乳酪

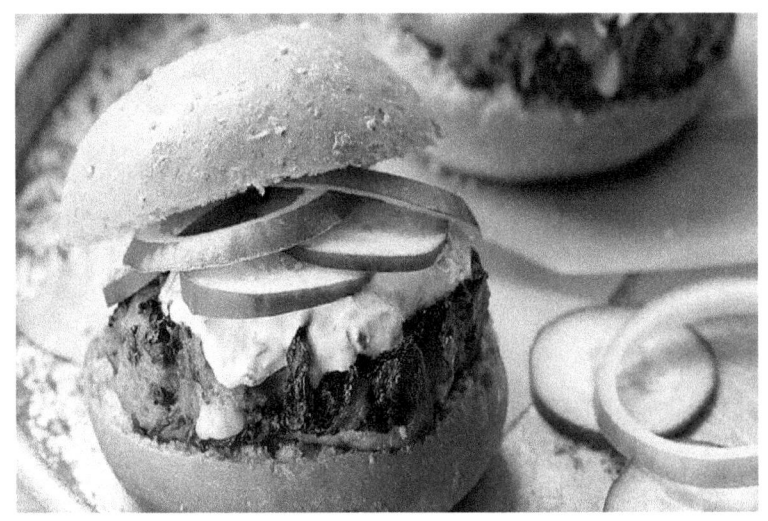

服务 4

- 1¼ 磅 瘦火鸡
- 1 个鸡蛋，打散
- ½ 个中等大小的红洋葱，切碎，加 4 片红洋葱薄片，供食用
- 2 汤匙切碎的新鲜欧芹
- 2 汤匙切碎的卡拉马塔橄榄
- 2 茶匙切碎的新鲜牛至
- 1 瓣蒜，切碎
- ½ 茶匙现磨胡椒粉
- 4 个全麦汉堡包，烤
- 4 把小菠菜叶
- 1 个大番茄，切片

1. 在一个大碗中，将火鸡、鸡蛋、洋葱末、欧芹、橄榄、牛至、大蒜和胡椒混合均匀。将混合物制成 4 个大小相同的肉饼，厚度约 1/2 英寸。

2. 将烧烤架或烤架加热至中高火，或将不粘锅加热至中高火。将汉堡每面煮约 4 分钟，直至熟透且外部呈棕色。

3. 将汉堡与菠菜、番茄和一片红洋葱一起放入面包中。根据需要提供蛋黄酱、番茄酱或芥末等调味品。

45.香煎火鸡排

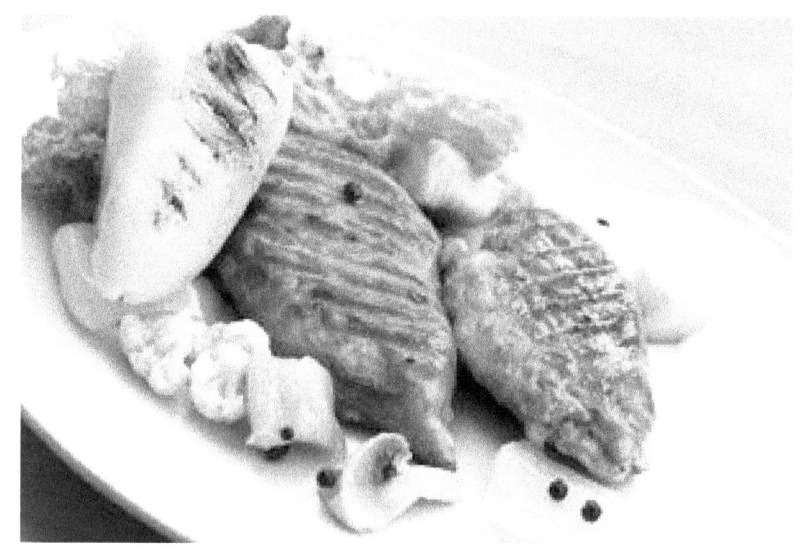

服务 4

- $\frac{1}{4}$ 杯新鲜橙汁
- 2 汤匙香醋
- 1 汤匙低钠酱油
- 1 汤匙蜂蜜
- 2 茶匙切碎的新鲜迷迭香
- 1 瓣蒜，切碎
- $\frac{1}{2}$ 茶匙现磨胡椒粉
- 1 磅去皮火鸡胸肉片，切约 $\frac{1}{2}$ 英寸厚
- 烹饪喷雾

1. 在一个中等大小的碗中，将橙汁、醋、酱油、蜂蜜、迷迭香、大蒜和胡椒混合均匀。

2. 将肉片放入碗中，翻面裹上一层酱汁。静置 15 分钟。

3. 在不粘锅上喷洒烹饪喷雾，然后用中火加热。将肉片从腌料中取出，保留腌料，煮 8 到 10 分钟，翻转一次，直到两面都变成棕色并煮熟。将肉片转移到盘子上并保温。

4. 将保留的腌料加入煎锅中，煮沸。小火煮 5 到 7 分钟，经常搅拌，直到酱汁变成浓稠的釉料。

5. 淋上酱汁即可食用。

46.烤猪里脊肉

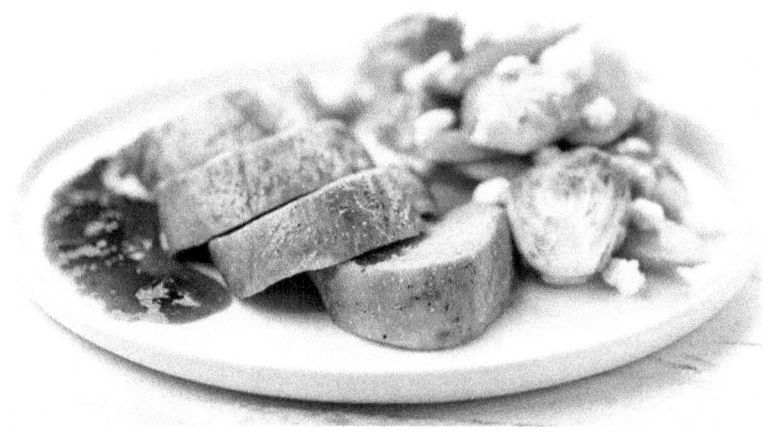

服务 4

- 1 块（1 磅）猪里脊肉
- 1 汤匙 普罗旺斯香草
- ½ 茶匙现磨胡椒粉
- ⅓ 杯无花果果酱
- ⅓ 杯蜂蜜
- 2 汤匙低钠酱油
- 1 汤匙米醋

1. 用普罗旺斯香草和胡椒给里脊肉调味。

2. 将果酱、蜂蜜、酱油和醋放入小平底锅中，用中火混合。将其煮沸，然后将其从火上移开。

3. 将一半的釉料转移到一个小碗中并放在一边。使用剩余的釉料将肉放入碗或可密封的大塑料袋中，放入冰箱腌制 1 小时。

4. 将烤箱预热至 425°F。

5. 将里脊肉从腌料中取出，丢弃腌料，然后将里脊肉放在烤架或烤盘上。在烤箱中烹饪约 15 分钟，或直至即时读数温度计达到 145°F 的内部温度。

6. 将肉转移到切菜板上，用箔纸松松地盖住，静置 10 分钟。

7. 与此同时，将剩余的釉料放入小平底锅中，用中高火煮沸。将火调至中低，小火煮 5 至 10 分钟，直至釉料变稠。

47.胡椒酱猪排

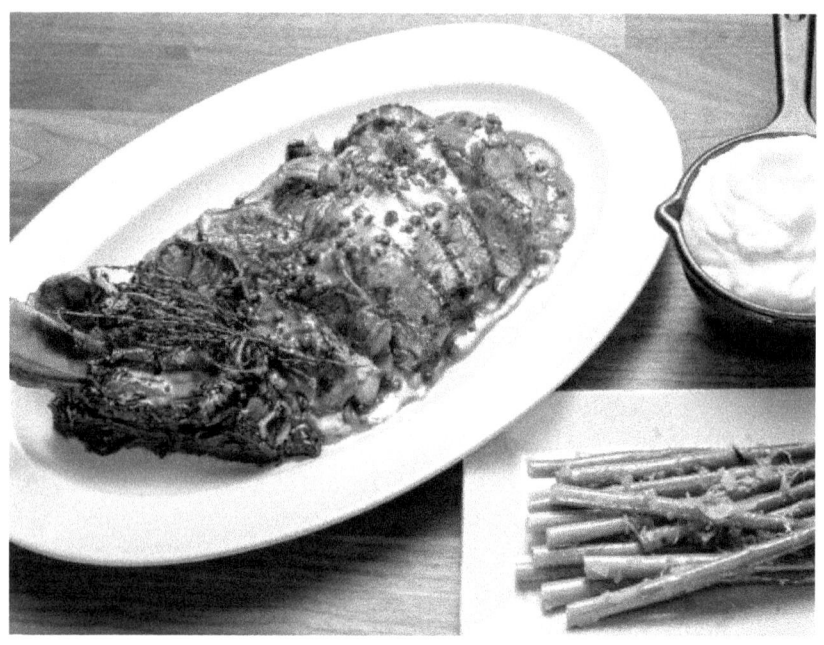

服务 4

- 4 块无骨猪排
- ½ 茶匙现磨胡椒粉
- 3 汤匙通用面粉
- 2 汤匙特级初榨橄榄油
- 1 个中等大小的葱，切碎
- 1 瓣蒜，捣碎
- ½ 杯白兰地
- ¼ 杯低脂酸奶油
- 2 汤匙低钠鸡汤
- 2 汤匙盐水中的青花椒

1.猪排两面撒上胡椒粉，然后裹上面粉。

2. 在大煎锅中用中高火加热油。加入猪排，翻面一次，直至其变成棕色并煮熟，每面约 3 分钟（您可能需要分两批煮猪排，以免挤满锅）。将煮熟的排骨放在盘子上，并用铝箔松松地盖住。

3. 将火调至中低，将小葱和大蒜放入锅中，不断搅拌，直至小葱变软，大约需要 3 分钟。

4. 将白兰地加入锅中，不断搅拌，煮 2 分钟，直至大部分白兰地蒸发。

5.加入酸奶油、肉汤和胡椒粒。小火煮，搅拌，直到酱汁变稠并充分混合。

48. 中式猪肉炒菜

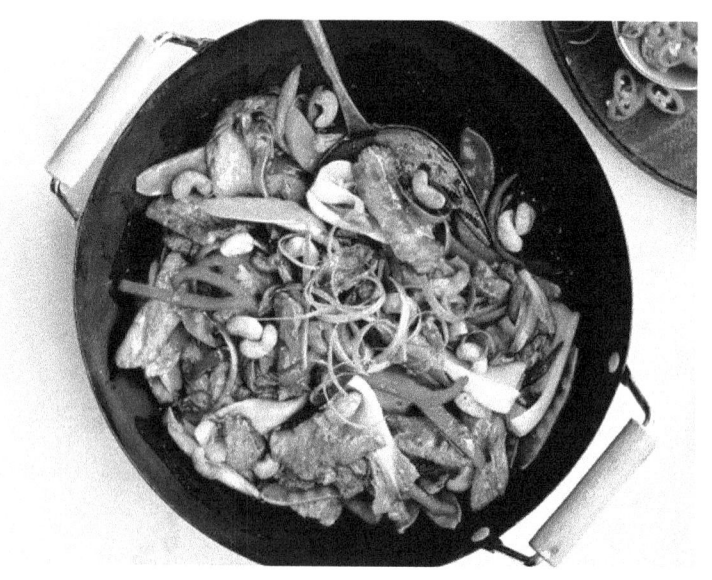

服务 4

- 2 茶匙菜籽油
- 1 茶匙亚洲芝麻油
- 1 块（1 磅）猪里脊肉，切成 1 x 2 英寸的条
- 2 瓣蒜，切碎
- 1 茶匙切碎的去皮鲜姜
- 1 茶匙辣椒酱
- 1 个红甜椒，去籽并切成条
- $\frac{1}{4}$ 杯低钠鸡汤
- $1\frac{1}{2}$ 汤匙 低钠酱油
- 1 汤匙纯天然无盐花生酱
- 4 个葱，切成薄片

1. 在一个大的不粘锅中用中高火加热油。加入猪肉、大蒜、生姜和辣椒酱，不断搅拌，煮约 2 分钟。

2. 加入灯笼椒，搅拌，直至灯笼椒开始软化，再煮约 2 分钟。

3. 加入肉汤、酱油和花生酱，煮沸。把火调小，边煮边搅拌，直到酱汁开始变稠，再煮大约 1 分钟。

4. 拌入葱，即可食用。

49.香煎猪肉章

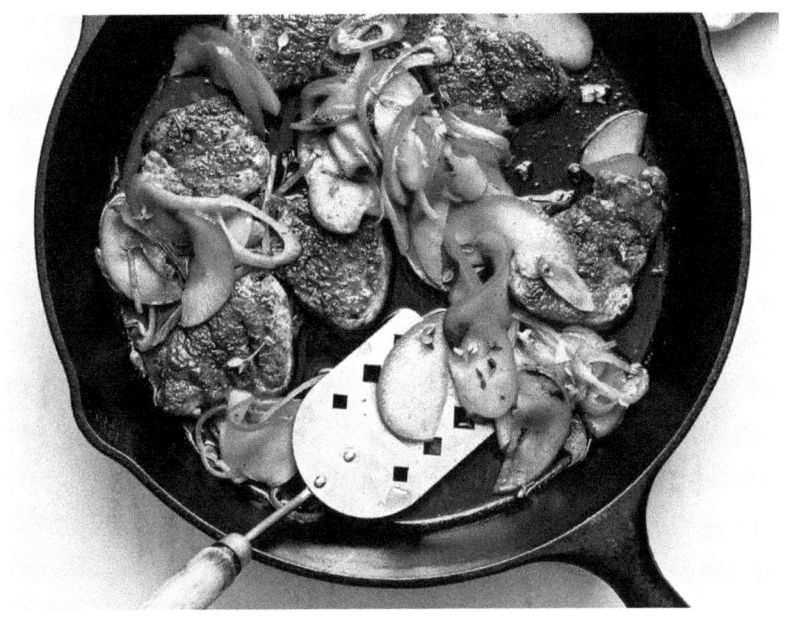

服务 4

- 2 汤匙橄榄油
- 4 块去骨中切猪肉章
- ½ 茶匙现磨胡椒粉
- 2 个中等大小的青葱，切片
- 2 汤匙苹果醋
- 1 汤匙无盐黄油
- 1 个中等大小的苹果
- 2 汤匙切成薄片的新鲜鼠尾草叶
- ½ 杯低钠鸡汤
- 1 汤匙全麦芥末

1. 在一个大的不粘锅中用中高火加热油。在猪肉片的两面撒上胡椒粉。

2. 在热锅中煮圆章，翻转一次，直至变成褐色并煮熟，每面约 4 分钟。将奖章转移到盘子上，并用铝箔将它们松散地包起来。

3. 将火调至中火，将葱放入锅中，盖上锅盖，煮约 5 分钟，直至葱变软。

4. 加入醋，将锅中的釉去掉，搅拌以刮掉底部的褐色碎片。将青葱转移到一个小碗中。

5. 将火调至中高，加入黄油、苹果片和鼠尾草。煮 3 到 4 分钟，经常搅拌，直到苹果变成金黄色。

6.加入肉汤和芥末，搅拌均匀。再煮约 2 分钟，直至苹果变软。

7. 将青葱放回煎锅中，小火煮约 2 分钟，直至酱汁变稠。

50.烤牛排炸玉米饼配新鲜莎莎酱

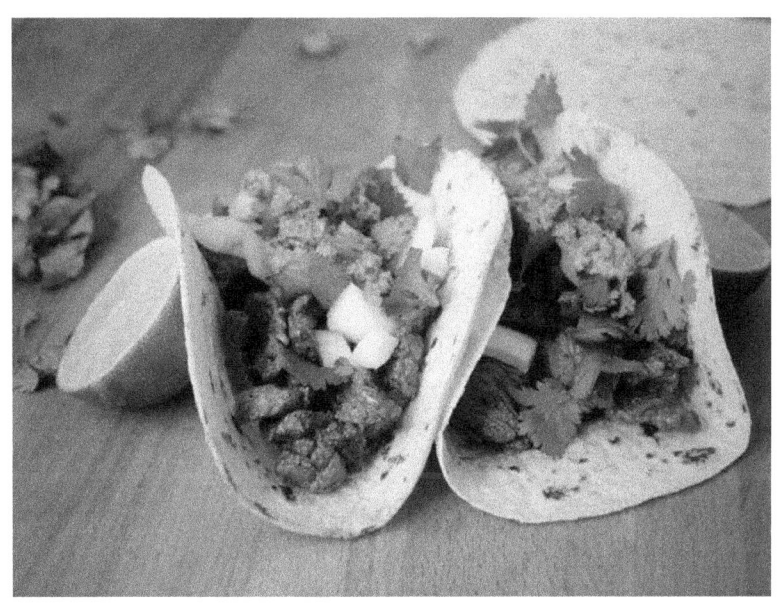

服务 4

对于牛排：

- 1 汤匙辣椒粉
- 1 茶匙红糖
- 1 茶匙孜然粉
- 1 茶匙干牛至
- ½ 茶匙现磨胡椒粉
- ⅛ 茶匙肉桂粉
- 1 块（1 磅）侧腹牛排，切块
- 萨尔萨舞
- 炸玉米饼

1. 将烤肉架或烤架预热至中高火。

2. 在一个碗中，将辣椒粉、糖、小茴香、牛至、胡椒和肉桂混合。将香料混合物擦在牛排上。

3. 烤牛排，翻转一次，直至达到所需的熟度，每面约 8 分钟（半熟）。

4. 将牛排转移到切菜板上，用箔纸将其松松地盖住，然后静置 10 分钟。

调味品和酱汁

51. 双番茄酱

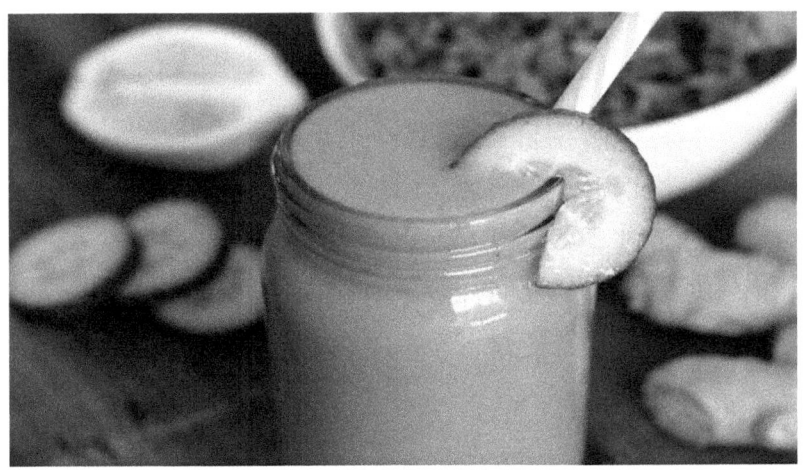

制作 2 杯（每份 1 汤匙）

- 2 罐（6 盎司）番茄酱
- ⅔ 杯水
- ¼ 杯红酒醋
- ½ 杯包装深红糖
- ¼ 杯切碎的晒干西红柿
- ½ 茶匙干芥末
- ½ 茶匙肉桂
- ⅛ 茶匙 丁香粉
- ⅛ 茶匙 五香粉
- 少许辣椒

1. 将所有材料放入平底锅中，中火加热，搅拌均匀，然后小火慢炖。煮，搅拌，直到糖溶解。将火调至小火，煮约 15 分钟。

2. 将混合物从火上移开，然后在搅拌机或食品加工机中将其打成泥。

3. 让它冷却至室温。食用前将番茄酱盖上并冷藏过夜。番茄酱最多可冷藏 3 周。

52.甜辣红辣椒酱

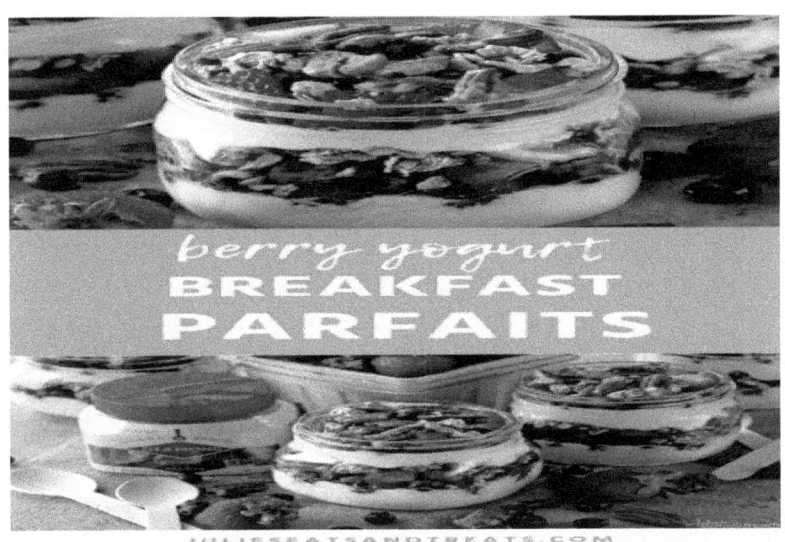

- 2 个大黄洋葱，切碎
- 2 个中等大小的红甜椒，去籽并切碎
- 1 杯糖
- ½ 杯白葡萄酒醋
- ¼ 杯水
- ½ 茶匙红辣椒片

1. 在一个大平底锅中，用中高火将所有原料混合并煮沸。将火调至小火，不盖锅盖，小火煮约 30 分钟，期间经常搅拌，直至蔬菜变软且混合物充分混合。

2. 将调料从火上移开，冷却至室温。

3. 食用前盖上盖子并冷藏至少 2 小时。将其存放在有盖的容器中并放入冰箱，最多可保存 1 个月。

53.烧烤酱

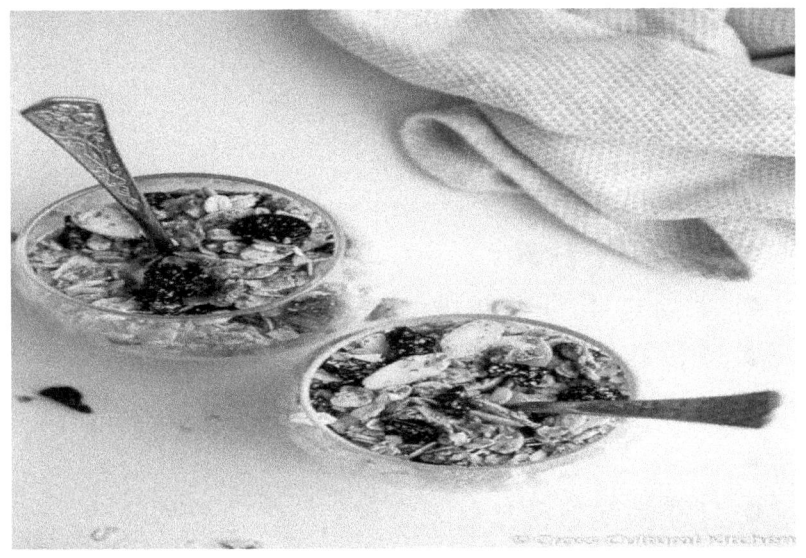

16 份

- 1½ 杯 不加盐番茄酱
- 1 罐（6 盎司）番茄酱
- ⅔ 杯包装深红糖
- 3 汤匙苹果醋
- 1½ 汤匙 糖蜜
- 1 汤匙 伍斯特沙司
- 1 汤匙烟熏辣椒粉
- 2 茶匙干芥末
- 2 茶匙辣椒粉
- 1 茶匙洋葱粉
- ½ 茶匙烟液（可选）
- ½ 茶匙大蒜粉
- 1/4 茶匙丁香粉
- 1/4 茶匙辣椒

1. 将所有原料放入一个中等大小的平底锅中，用中火加热。煮沸，将火调至中低，小火煮 20 至 30 分钟，偶尔搅拌，直至酱汁稍微变稠。

2. 立即食用酱汁或将其冷却至室温，然后将其转移到有盖的容器中，并冷藏最多 1 个月。

54.奶油柠檬香葱三明治酱

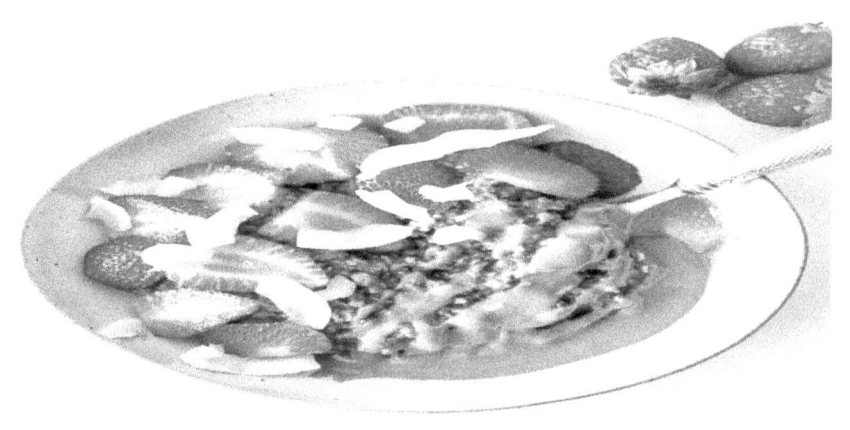

16 份

- $\frac{1}{2}$ 杯脱脂酸奶油
- $\frac{1}{4}$ 杯低脂蛋黄酱
- 3 汤匙切碎的韭菜
- $1\frac{1}{2}$ 茶匙柠檬皮屑
- 2 茶匙新鲜柠檬汁

1. 在一个小碗中，将所有成分搅拌在一起，直至充分混合。

2. 立即食用或盖上酱料并冷藏最多 3 天。

55.罗勒香菜香蒜酱

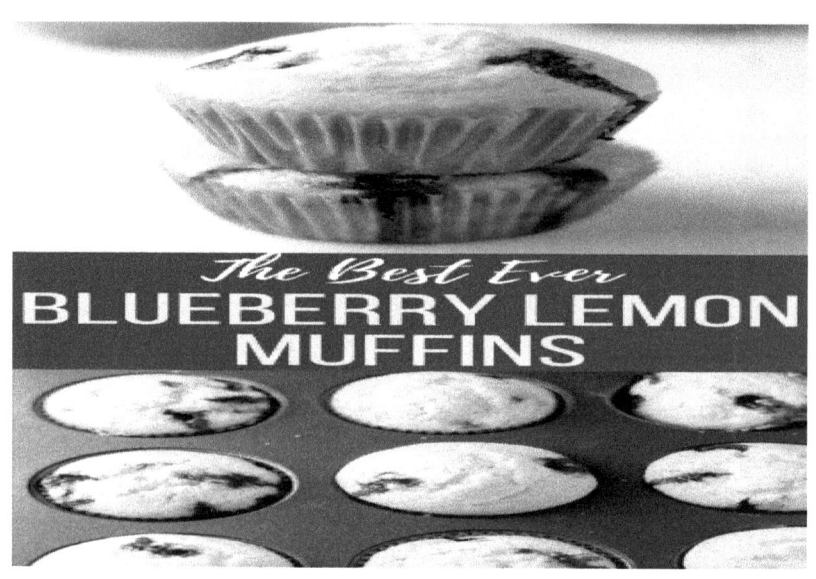

服务 8

- 2 汤匙松子
- 1 杯新鲜罗勒叶
- 1 杯新鲜香菜叶
- 1 瓣蒜
- $\frac{1}{4}$ 杯低钠鸡汤
- 2 汤匙橄榄油
- 2 汤匙新鲜柠檬汁
- $\frac{1}{4}$ 杯磨碎的帕尔马干酪

1. 将松子放入煎锅中，用中火烘烤，不断搅拌，直到松子开始变成金黄色并散发出芳香，大约需要 3 分钟。

2. 在食品加工机中，将松子、罗勒、香菜和大蒜混合。处理直至光滑。

3. 加入肉汤、油和柠檬汁，搅拌成浓稠糊状。加入奶酪和豆类混合。

4. 立即食用或盖上香蒜酱并冷藏最多 3 天。如果在表面倒一层薄薄的油，以防止香草氧化得太快，香蒜酱的保存效果最好。

56.新鲜番茄罗勒意大利面酱

- $2\frac{1}{4}$ 磅李子番茄
- 2 汤匙橄榄油
- 6 至 8 瓣蒜，切碎
- 2 个中等大小的洋葱，切丁
- 2 汤匙番茄酱
- $\frac{1}{4}$ 杯 红酒
- 1 汤匙红酒醋
- $\frac{1}{2}$ 杯切碎的新鲜罗勒

1. 将一个装满水的大汤锅放在炉子上，用大火将其煮沸。在一个大搅拌碗中倒入冰水。

2. 同时，用锋利的刀在每个番茄的底部划一个 X。将西红柿在沸水中焯约 1 分钟——您可能需要分批进行，用漏勺将焯过的西红柿捞出。

3. 将西红柿从沸水中转移到装有冰水的碗中以停止烹饪。

4. 在一个大而重的锅中用中火加热油。加入大蒜和洋葱，煮约 5 分钟，不时搅拌，直至洋葱变软。

5. 拌入番茄酱，煮约 2 分钟。加入酒和醋，搅拌，再煮 2 分钟。

6. 加入西红柿及其汁液，煮约 20 分钟，偶尔搅拌。

7. 加入罗勒，用胡椒调味，然后使用浸入式搅拌机或分批转移到搅拌机中打成泥。

57. 肉酱

服务 4

- 2 汤匙橄榄油
- 2 个小黄洋葱，切碎
- 2 根中等大小的胡萝卜，切成小丁
- 2 茎芹菜，切小丁
- $1\frac{1}{2}$ 磅瘦碎牛肉
- $1\frac{1}{2}$ 杯红酒
- 1 杯低脂牛奶
- 3 罐（14 盎司）无盐番茄丁，带果汁
- $\frac{1}{4}$ 茶匙 肉豆蔻粉

1. 在一个大而重的锅中，用中高火加热油。加入洋葱、胡萝卜和芹菜，偶尔搅拌约 10 分钟，直至蔬菜变软。

2. 加入肉煮，用木勺搅拌并打碎肉，直至肉完全变成棕色，大约需要 5 分钟。

3. 加入酒搅拌，煮 20 至 25 分钟，期间不时搅拌，直至大部分液体蒸发。

4. 加入牛奶，继续煮 15 分钟，期间不时搅拌，直至牛奶大部分减少。

5. 加入西红柿及其汁液和肉豆蔻，煮沸。将火调至中低，不盖盖子，小火煮 3 至 4 小时。当酱汁变稠并且大部分液体已经蒸发时，酱汁就准备好了。

6. 立即食用，或将酱汁放入有盖容器中，在冰箱中最多可保存 3 天，或在冰箱中最多可保存 3 个月。

58.香辣花生酱

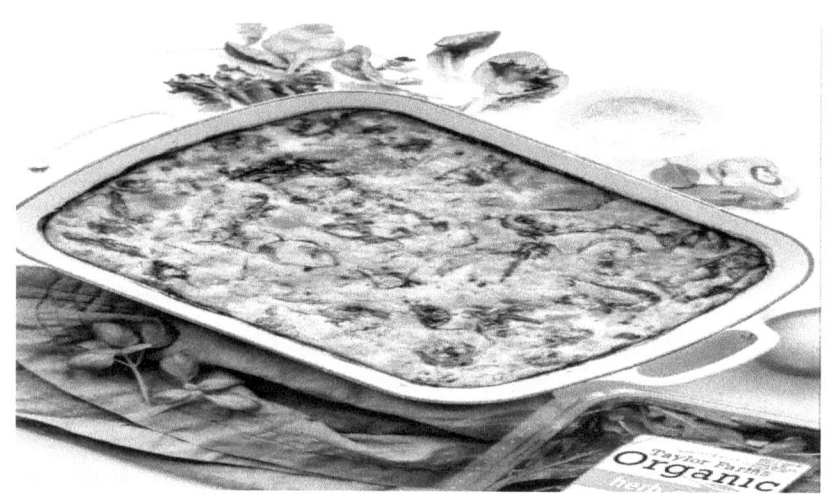

服务 8

- 1 片（1 英寸）新鲜生姜，去皮并粗略切碎
- 1 瓣蒜，切碎
- ⅔ 杯无盐奶油花生酱
- 3 汤匙低钠酱油
- 3 汤匙未调味米醋
- 2 汤匙包装红糖
- 2 茶匙烤芝麻油
- ¼ 茶匙辣椒，或更多（如果需要）
- 2 至 3 汤匙水，根据需要

1. 将生姜和大蒜放入食品加工机中，搅拌切碎。

2. 加入花生酱、酱油、醋、糖、油和辣椒，搅拌至光滑且充分混合。如果需要，可以品尝并加入额外的辣椒调味。

3. 加水，每次一汤匙，直至达到所需的稠度。

4. 立即食用或将酱汁放入有盖容器中并在冰箱中保存最多 1 周。

59.新鲜活泼的莎莎佛得角

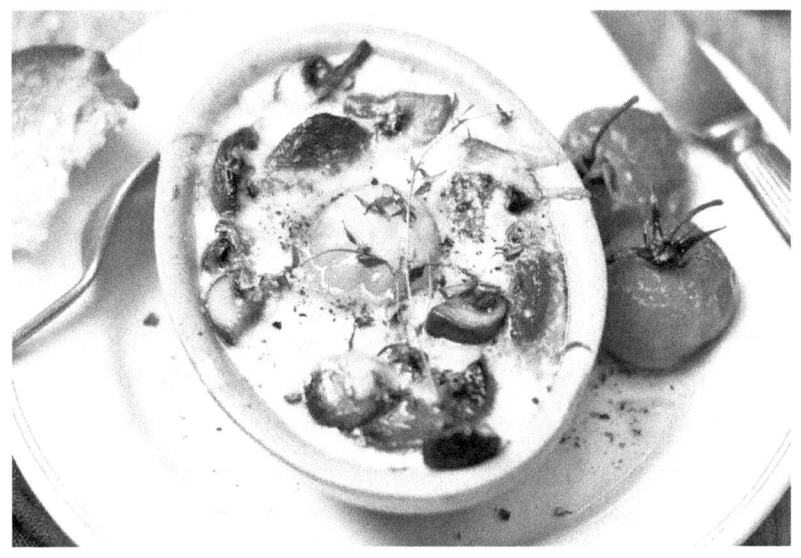

服务 4

- 2 罐（12 盎司）粘浆果罐头，沥干
- 1 个小黄洋葱，切成四等分
- ½ 杯新鲜香菜
- 1 或 2 个墨西哥辣椒
- 1 个酸橙汁
- 1 瓣蒜
- 1/4 茶匙糖
- 1 个中等大小的牛油果，去核、去皮、切块

1. 将粘浆果、洋葱、香菜、墨西哥胡椒、酸橙汁、大蒜和糖放入食品加工机中，打成浓稠的果泥。

2. 将混合物转移到碗中，加入鳄梨搅拌。

3. 立即食用或盖上莎莎酱并冷藏最多 3 天。

60.烤大蒜和迷迭香酱

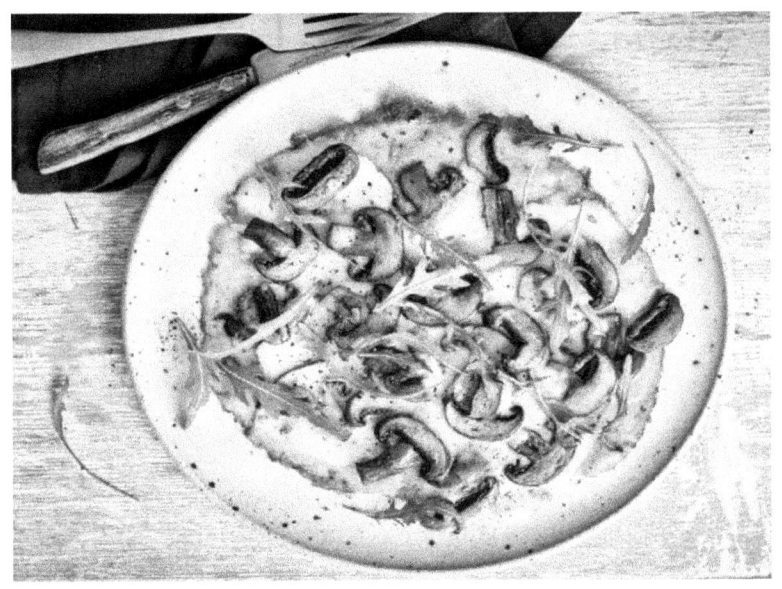

服务 6

- 1 个大蒜头
- 3 汤匙橄榄油
- 1 汤匙切碎的新鲜迷迭香
- $\frac{1}{4}$ 茶匙现磨胡椒粉
- 3 汤匙新鲜柠檬汁

1. 将烤箱预热至 400°F。

2. 将蒜头的顶部切掉 1/2 英寸，露出蒜瓣的顶部。将大蒜放在一块方形铝箔上，并在顶部淋上一汤匙油。将大蒜用箔纸包起来，内部留出一点空间让空气流通。

3. 将大蒜放入烤箱烤 50 至 60 分钟，直至蒜瓣变软并呈棕色。将大蒜从烤箱中取出并让它冷却。

4. 一旦大蒜冷却到可以处理的程度，将蒜瓣从果皮中挤出，放入一个小碗中。

5. 加入迷迭香和胡椒，用叉子捣成糊状。加入柠檬汁和剩余的 2 汤匙油，搅拌均匀。

61. 烤大比目鱼配芒果莎莎酱

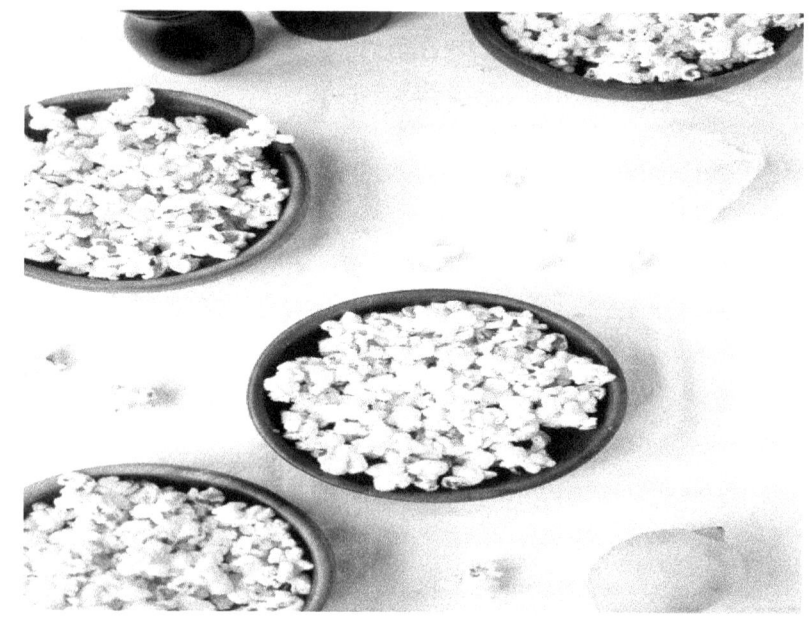

服务 4
对于萨尔萨舞：

- 2 个中等大小的芒果，去核、去皮、切丁
- 1 个中等大小的红甜椒，去籽并切丁
- 2 个葱，切成薄片
- 2 个墨西哥辣椒，去籽并切丁
- 1 瓣蒜，切碎
- 2 个酸橙汁
- 1 汤匙切碎的新鲜牛至

制作莎莎酱：

1. 在一个中等大小的搅拌碗中，混合所有成分。

2. 搅拌均匀。

62.香菜香蒜烤三文鱼

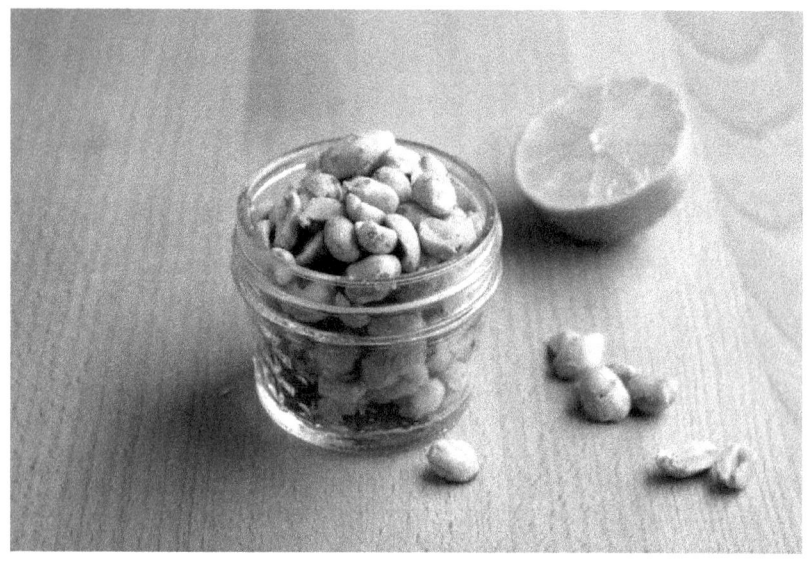

服务 4

对于香蒜沙司：
- 2 瓣蒜
- 1 杯新鲜香菜叶
- ⅓ 杯（1½ 盎司）磨碎的帕尔马干酪
- 1 茶匙酸橙皮碎
- 2 汤匙新鲜酸橙汁
- 2 汤匙橄榄油

对于鱼：
- 烹饪喷雾
- 4 片（6 盎司）带皮鲑鱼片
- ¼ 茶匙现磨胡椒粉

制作香蒜酱：

1. 将大蒜放入食品加工机中，搅拌切碎。加入香菜、奶酪、酸橙皮碎和酸橙汁，搅拌直至切碎。

2. 在处理器运行的情况下，淋入油直至充分混合。

制作鱼：

1. 在不粘锅上涂上烹饪喷雾，然后用中高火加热。在三文鱼上撒上胡椒粉，然后将其带皮的一面朝下放入锅中。将三文鱼煮 5 到 6 分钟，直到鱼皮开始变成棕色。

2. 将鱼翻过来，煮另一面，直至鱼熟透并用叉子轻松剥落，大约再煮 6 分钟。

3. 立即上桌，在上面撒上一块香蒜沙司。

63. 山核桃皮蜂蜜第戎鲑鱼

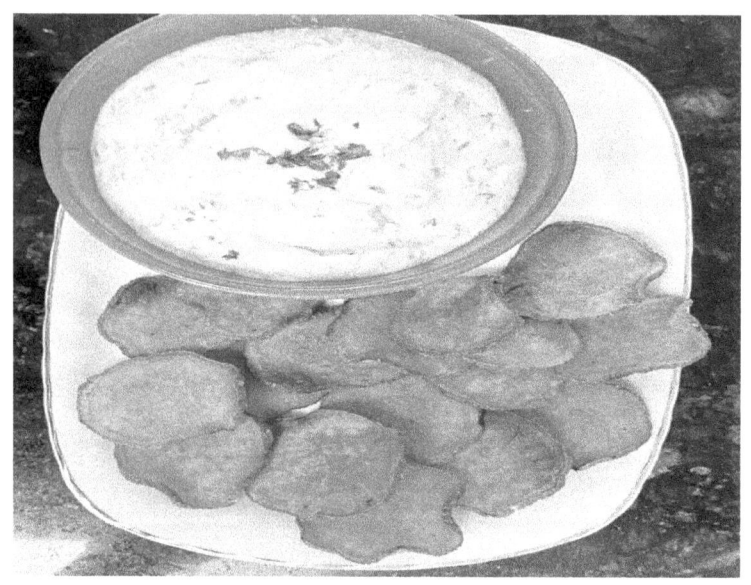

服务 6

- 烹饪喷雾
- 3 汤匙第戎芥末
- 1 汤匙橄榄油
- 1 汤匙蜂蜜
- $\frac{1}{2}$ 杯切碎的山核桃
- $\frac{1}{2}$ 杯新鲜面包屑
- 6 块（4 盎司）鲑鱼片
- 1 汤匙切碎的新鲜欧芹，用于装饰

1. 将烤箱预热至 400°F。

2. 在一个大烤盘上轻轻喷洒烹饪喷雾。

3. 在一个小碗中，将芥末、油和蜂蜜混合。

4. 在另一个小碗中，将山核桃和面包屑混合。

5. 将鱼片放在大烤盘上。首先在鱼片上刷上蜂蜜芥末混合物，然后在上面涂上山核桃混合物，将其均分。

6. 将三文鱼放入烤箱中烘烤约 15 分钟，直至其完全煮熟并用叉子轻松剥落。

7. 立即上桌，饰以欧芹。

64.　　櫻桃番茄烤鱒魚

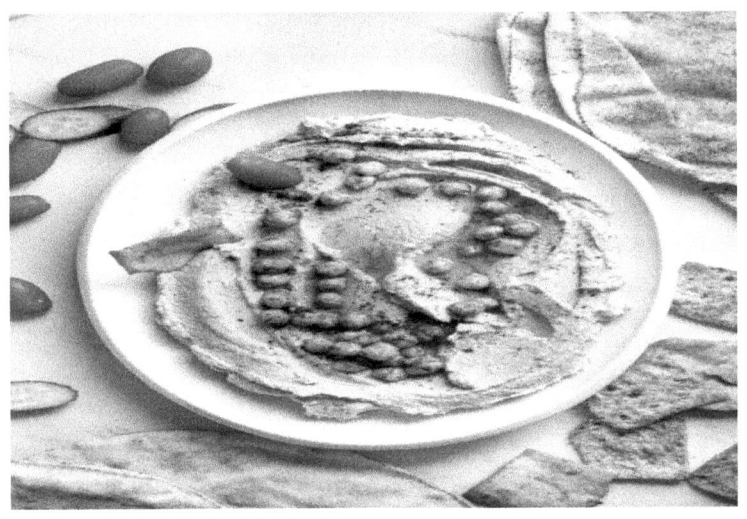

服务 4

- 2 片培根
- 1 品脱樱桃番茄，减半
- 1 瓣蒜，切碎
- 1 茶匙现磨胡椒粉
- 1 汤匙切碎的新鲜百里香
- 烹饪喷雾
- 4 片（6 盎司）鳟鱼片
- 4 个柠檬角，用于装饰

1. 用中高火加热中型煎锅。加入培根，翻面一次，煮 5 到 7 分钟，直至变脆。将培根转移到衬有纸巾的盘子上沥干，然后将其弄碎。从锅中沥干培根脂肪，只保留大约一汤匙。

2. 将西红柿、大蒜和 1/2 茶匙胡椒放入锅中，搅拌，直至西红柿开始分解，大约需要 3 分钟。将锅从火上移开，加入碎培根和百里香，搅拌。

3. 在一个大的不粘锅上喷上烹饪喷雾，然后用中高火加热。将剩余的 1/2 茶匙胡椒粉撒在鱼上，然后将其放入锅中（您可能需要分两批煮鱼，以避免锅太拥挤）。煮鱼，翻转一次，直到鱼熟透并用叉子轻松剥落，每面 2 至 3 分钟。

4. 将鱼片转移至餐盘中，并在侧面淋上番茄混合物和柠檬角。

65. 鱼炸玉米饼配墨西哥辣椒奶油

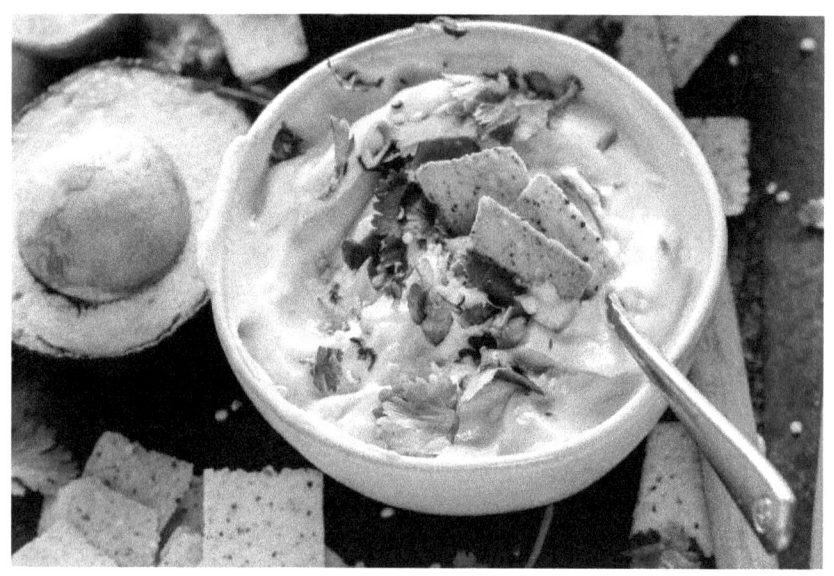

服务 4

对于墨西哥辣椒奶油：

- 3 汤匙低脂蛋黄酱
- 3 汤匙低脂酸奶油
- 1 茶匙碎墨西哥辣椒
- 1 茶匙酸橙皮碎
- $1\frac{1}{2}$ 茶匙新鲜酸橙汁
- $\frac{1}{4}$ 杯切碎的新鲜香菜

对于炸玉米饼：

- 1 茶匙孜然粉
- 1 茶匙 香菜粉
- 1 茶匙 淡辣椒粉
- $\frac{1}{2}$ 茶匙烟熏辣椒粉
- $\frac{1}{8}$ 茶匙 大蒜粉
- $1\frac{1}{2}$ 磅红鲷鱼片，切成 2 英寸的条
- 烹饪喷雾
- 8 个（6 英寸）玉米饼
- 2 杯切碎的卷心菜

制作墨西哥辣椒奶油：

1. 将所有材料混合并搅拌均匀。

66. 香辣烤虾串

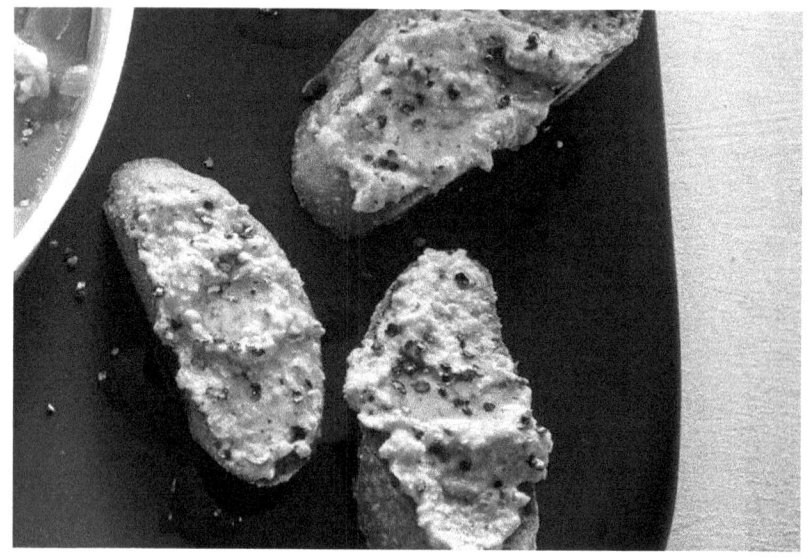

服务 4

黄瓜沙拉：

- 2 根中等大小的黄瓜，去皮，去籽，切丁
- ½ 杯粗切的无盐烤腰果
- 2 个葱，切成薄片
- 2 汤匙橄榄油
- 1 汤匙新鲜柠檬汁
- ¼ 杯切碎的新鲜平叶欧芹

对于虾：

- 1 个大塞拉诺辣椒，去籽并切碎
- 1 汤匙橄榄油
- 1 茶匙孜然粉
- 1 茶匙辣椒粉
- 1 至 1.5 磅大虾，去皮、去肠

制作黄瓜沙拉：

1. 在一个大碗中，将黄瓜、腰果、葱、油、柠檬汁和欧芹搅拌在一起。

制作虾：

1. 将烤架预热至中高温。

2. 将 4 根木串浸入水中。

3. 在一个大碗中，将塞拉诺辣椒、油、小茴香和辣椒粉混合。将虾放入碗中，搅拌均匀。

4. 将虾串在串上。

5. 将虾每面烤约 3 分钟，直至虾变成粉红色并煮熟。

67.　　烤虾意大利面

服务 4

- 12 盎司 干意大利面
- 1 汤匙橄榄油
- 3 汤匙切碎的新鲜欧芹
- 1.5 磅大虾，去皮、去肠
- 2 汤匙无盐黄油，融化
- 2 瓣蒜，切碎
- $\frac{1}{4}$ 茶匙现磨胡椒粉
- 2 汤匙新鲜柠檬汁

1. 预热肉鸡。

2. 按照包装说明煮意大利面条（省略盐）。流走。

3. 将意大利面与油和 2 汤匙欧芹拌匀，盖上盖子并保温。

4. 在一个大烤盘中，将虾与黄油、大蒜和胡椒一起搅拌。在烤炉下烤，翻转一次，直到虾变成粉红色并煮熟，每面 2 到 3 分钟。将虾从烤炉中取出，与柠檬汁一起搅拌。

5. 将意大利面均匀地分入 4 个浅碗中。上面放上虾，将其均分。从烤盘中舀出一点酱汁，涂在每份食物上，然后立即食用，并用剩余的一汤匙欧芹装饰。

68. 香煎海扇贝

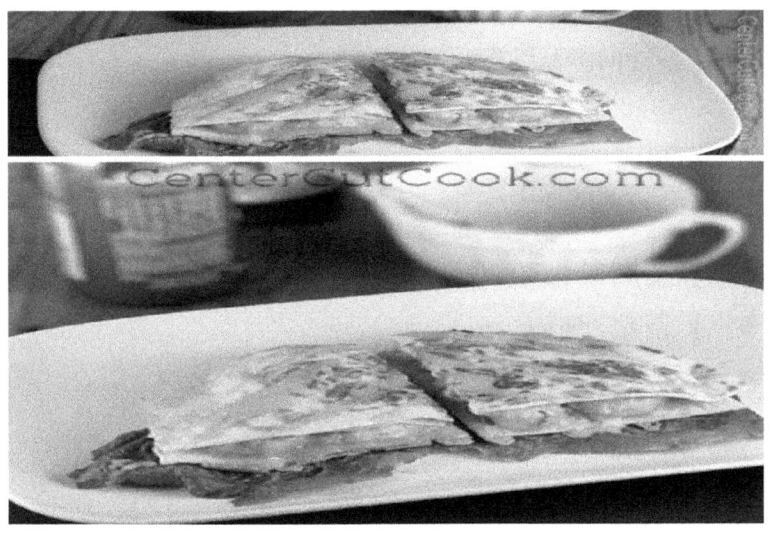

服务 4

- 3 汤匙无盐黄油
- 1½ 磅巨型扇贝
- ¼ 茶匙现磨胡椒粉
- 1 茶匙切碎的新鲜大蒜
- 3 汤匙新鲜柠檬汁
- 2 包（5 盎司）小菠菜
- ¼ 茶匙辣椒粉
- ⅛ 茶匙 辣椒
- 2 汤匙低钠鸡汤
- ¼ 杯 松子，烤的

1. 在一个大煎锅中，用中高温融化 2 汤匙黄油。

2. 用纸巾将扇贝拍干，用胡椒粉调味，然后放入锅中。煮至底部呈金黄色，约 2 分钟，然后翻面，煮至第二面呈金黄色，再煮约 2 分钟。将扇贝转移到盘子上并保温。

3. 将剩余的 1 汤匙黄油放入煎锅中融化，加入大蒜和菠菜。煮约 2 分钟，直至枯萎。将菠菜和大蒜从锅中取出并保温。

4. 将柠檬汁、辣椒粉和辣椒粉加入锅中，煮约 15 秒。

5.加入肉汤。煨约 3 分钟，刮掉锅中的残渣，直至酱汁收干。

6. 将扇贝连同所有汁液一起放回煎锅中，用小火煮至热透。

7. 将菠菜平均分装在 4 个盘子上。在每个上面放上扇贝，将它们平均分配。将酱汁淋在扇贝上，然后在上面撒上松子。立即上菜。

69. 红辣椒蒜泥蛋黄酱蟹饼

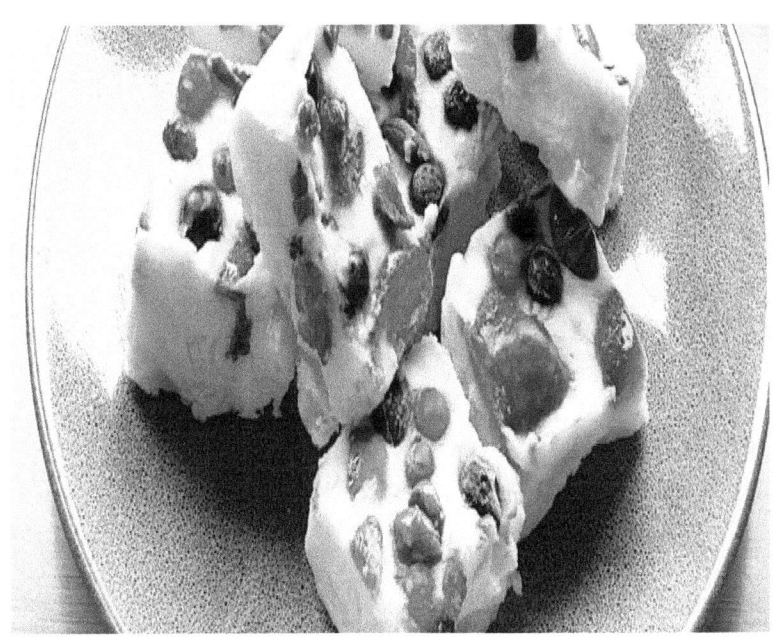

服务 4

对于蟹饼：

- ½ 杯 panko 面包屑
- 1 个鸡蛋
- 1 个蛋清，打散
- 2 个葱，切成薄片
- 2 汤匙切碎的红甜椒
- 2 汤匙切碎的新鲜欧芹
- 1 汤匙低脂蛋黄酱
- ½ 酸橙汁
- 1 茶匙老湾调味料
- ½ 茶匙现磨胡椒粉
- 9 盎司蟹肉块
- 烹饪喷雾

对于蒜泥蛋黄酱：

- ¼ 杯脱脂原味希腊酸奶
- 2 汤匙低脂蛋黄酱

- $\frac{1}{4}$ 杯罐装烤红甜椒（装在水中），沥干，去籽，切碎

制作蟹饼：

1. 在一个大碗中，将面包屑、鸡蛋、蛋清、葱、甜椒、欧芹、蛋黄酱、酸橙汁、老湾调味料和胡椒混合，搅拌均匀。

2. 用手轻轻地折叠蟹肉，小心不要弄碎大块。

3. 分成 8 个大小相同的肉饼，冷藏 30 至 60 分钟。

4. 将冷冻的蟹饼放在烤盘上，并轻轻喷洒烹饪喷雾。每面烘烤约 10 分钟。

70.   Romesco酱

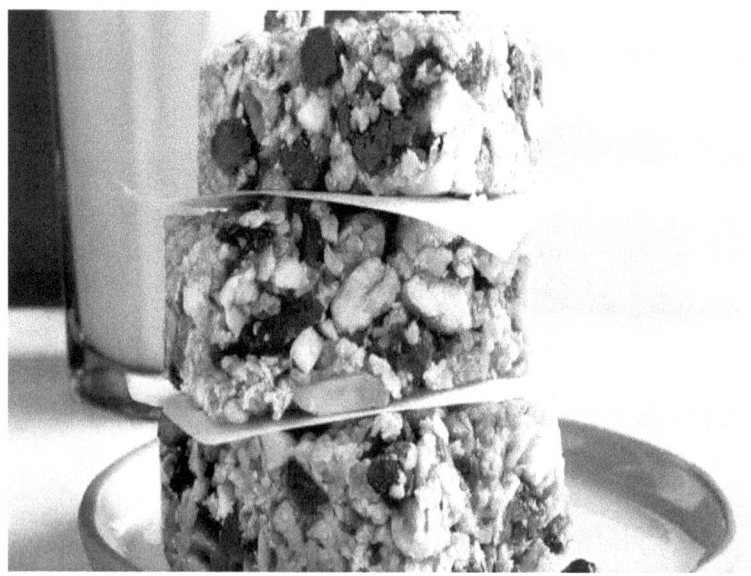

对于酱汁：

- 1 罐（7 盎司）烤红辣椒（装在水里），沥干
- 2 个大西红柿，切成四等分
- ¼ 杯无盐杏仁，烤过的
- 2 瓣蒜
- 2 汤匙切碎的新鲜欧芹
- 1 汤匙雪利酒醋
- 1 茶匙辣椒粉
- ½ 茶匙现磨胡椒粉
- 2 汤匙橄榄油

制作酱汁：

1. 将红辣椒、西红柿、杏仁、大蒜、欧芹、醋、辣椒粉和胡椒放入食品加工机中，加工成相当光滑的糊状物。

2. 在处理器运行的情况下，淋入油并进行加工，直至充分混合。如果混合物太稠，请加水，每次一汤匙，以达到所需的稠度。

汤、辣椒和炖菜

71. 薄荷烤番茄汤

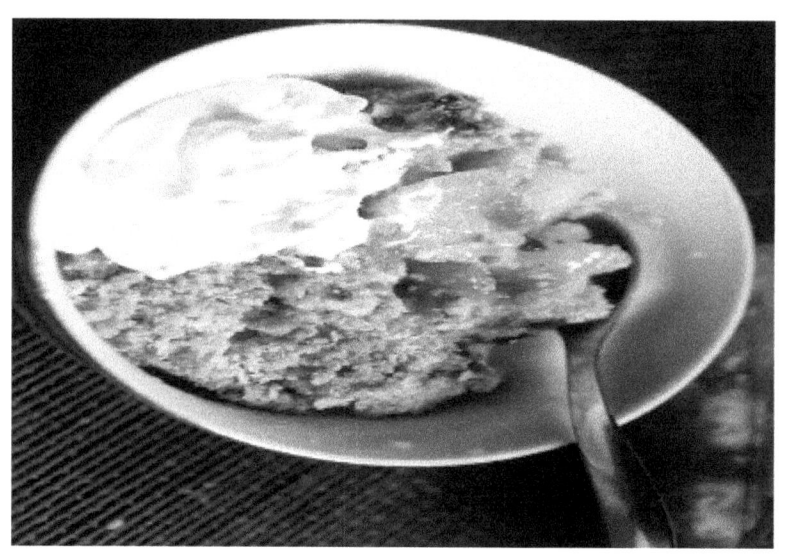

服务 4

- 3 磅李子番茄，纵向减半
- 1 个大黄洋葱，切碎
- 4 瓣蒜，切碎
- 2 汤匙橄榄油
- 1 茶匙现磨胡椒粉
- 6 杯低钠鸡肉或蔬菜汤
- 1 个柠檬汁
- 1 杯切碎的新鲜薄荷

1. 将烤箱预热至 400°F。

2. 在一张大烤盘上，将西红柿、洋葱和大蒜与油和胡椒一起搅拌。将番茄单层铺开，切面朝上，然后在烤箱中烤至变软，大约需要 45 分钟。

3. 将蔬菜转移到食品加工机或搅拌机中，打成泥直至光滑。

4. 将果泥倒入大汤锅中，加入肉汤，中高火煮沸。加入柠檬汁，小火煮至热透。

5. 拌入薄荷，立即食用。盖上盖子后，此汤可在冰箱中保存长达 1 周，或在冰箱中保存长达 3 个月。

72.山羊奶酪绿汤

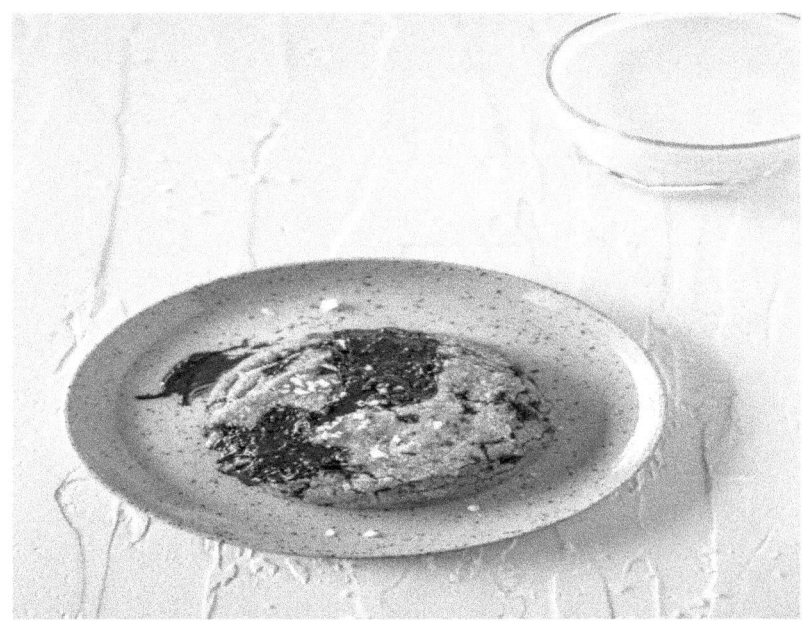

服务 4

- 1 汤匙特级初榨橄榄油
- 2 根韭菜，绿色和浅绿色部分
- 2 汤匙雪利酒
- 4 杯低钠蔬菜汤
- 2 杯水
- 1 个土豆，去皮并切丁
- 1 磅菠菜叶
- 2 杯 豆瓣菜
- 2 杯 酢浆草
- 1/4 茶匙辣椒
- ½ 杯碎山羊奶酪
- 2 汤匙无盐黄油

- 现磨胡椒粉

1. 在一个大汤锅中用中高火加热油。加入韭葱，煮约 5 分钟，经常搅拌，直至变软。

2. 加入雪利酒并搅拌，直至液体蒸发。

3. 加入肉汤、水和土豆丁，煮沸。将火调至小火不盖锅盖，小火煮约 15 分钟，直至土豆片变软。

4. 加入菠菜、豆瓣菜、酸模和辣椒。盖上锅盖，煮约 5 分钟，直至菠菜变软。

5. 将锅从火上移开，加入山羊奶酪和黄油，搅拌直至充分混合。

6. 使用浸入式搅拌机或在搅拌机中分批将汤搅成泥，直至光滑。如果需要的话重新加热。

73.咖喱甜薯汤

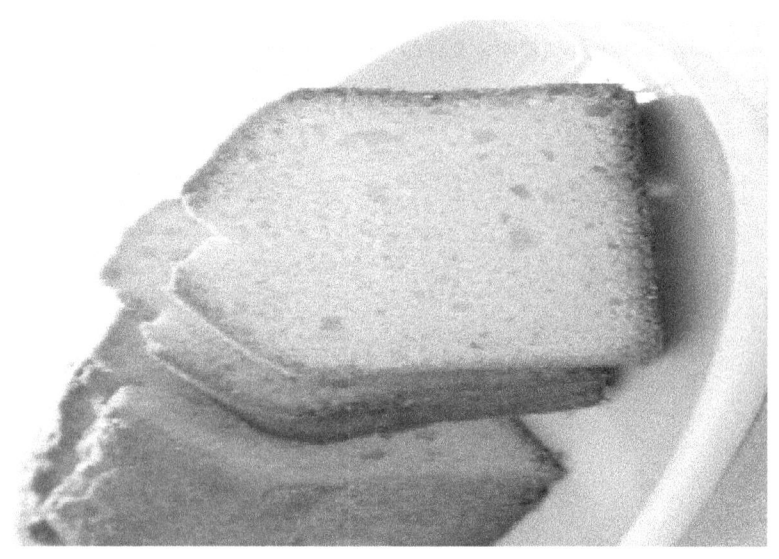

服务 4

- 1 汤匙橄榄油
- 1 个中等大小的洋葱，切碎
- 3 杯水
- 1½ 杯低钠蔬菜汤或鸡汤
- 2 个大红薯，去皮，切丁
- 2 根大胡萝卜，切片
- 1 汤匙切碎的去皮鲜姜
- 1 汤匙咖喱粉
- 现磨胡椒粉

1. 在一个大汤锅中用中高火加热油。加入洋葱，不断搅拌，直至变软，大约需要 5 分钟。

2. 加入水、肉汤、红薯、胡萝卜、生姜和咖喱粉。煮沸，将火调至中低，不盖锅盖，小火煮约 20 分钟，直至蔬菜变软。

3. 使用浸入式搅拌机或在搅拌机中分批将混合物打成泥。如果汤太浓，可以再加一点肉汤。

4. 如果需要，重新加热汤。用胡椒调味并立即食用。汤可在冰箱中保存长达 1 周，或在冰箱中保存长达 3 个月。

74.   烟熏红扁豆汤

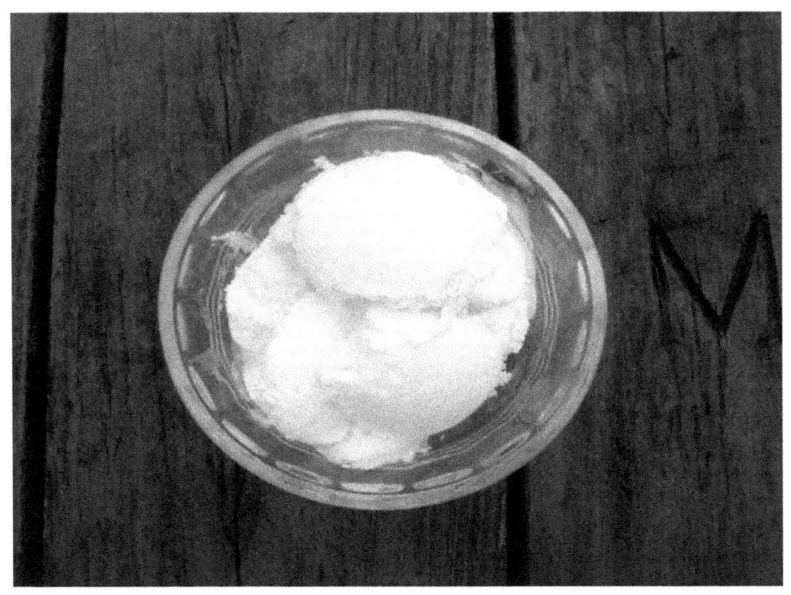

服务 4

- 1 汤匙橄榄油
- 1 个中等大小的洋葱，切丁
- 2 瓣蒜，切碎
- 2 茶匙 孜然粉
- 2 茶匙烟熏辣椒粉
- 1 茶匙甜辣椒粉
- 1 茶匙姜黄粉
- 1/4 茶匙肉桂粉
- 2 根中等大小的胡萝卜，切片
- 7 杯低钠蔬菜汤
- $1\frac{1}{2}$ 杯干红扁豆
- 1 罐（14 盎司）无盐番茄丁，带汁
- 1 个柠檬汁
- 柠檬角，装饰用
- $\frac{1}{4}$ 杯切碎的新鲜欧芹，用于装饰

1. 在一个大汤锅中用中高火加热油。加入洋葱和大蒜，炒约 5 分钟，经常搅拌，直至洋葱变软。

2. 加入孜然、烟熏甜辣椒粉、姜黄和肉桂，边搅拌边煮 1 分钟。

3. 加入胡萝卜、肉汤和扁豆。将液体煮沸，将火调至中低，不盖锅盖，小火煮 30 至 35 分钟，直至扁豆变软。

4. 加入番茄及其汁液，再煮 10 分钟。

5. 食用前，加入柠檬汁搅拌。

75. 奶油西兰花奶酪汤

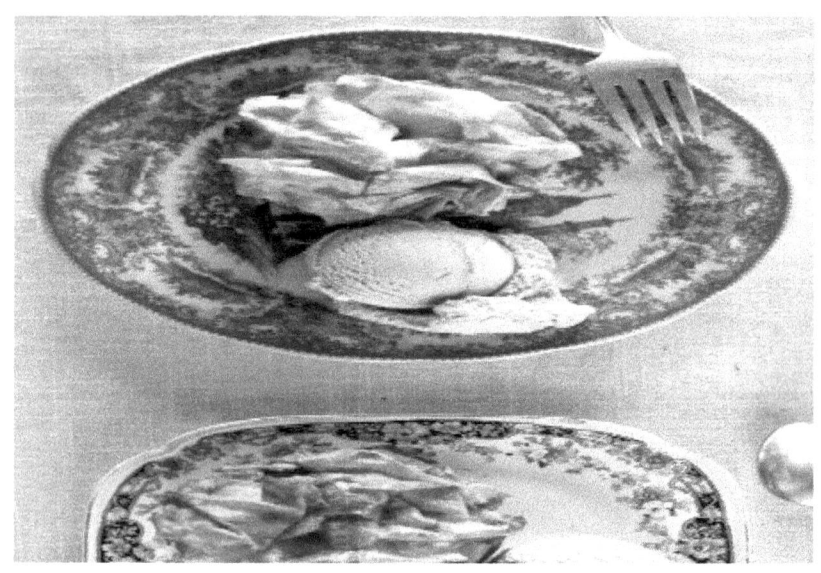

服务 4

- 1 汤匙橄榄油
- 1 头西兰花，茎去皮切碎，小花分开
- 1 个中等大小的洋葱，切丁
- 8 盎司 新土豆，切丁
- $\frac{1}{4}$ 杯 通用面粉
- $3\frac{1}{2}$ 杯低钠鸡汤或蔬菜汤
- 1/4 茶匙新鲜磨碎的肉豆蔻
- 1 杯 磨碎的低脂切达干酪
- 1 罐（12 盎司）脱脂淡奶
- 1 茶匙 伍斯特沙司
- $\frac{1}{2}$ 茶匙现磨胡椒粉
- 2 个葱，切成薄片

1. 在一个大汤锅中用中火加热油。加入西兰花茎、洋葱和土豆。经常搅拌，直到蔬菜开始变软，大约需要 10 分钟。

2. 将面粉撒入锅中，不断搅拌，直至开始散发出轻微的坚果香味，大约需要 2 分钟。

3.加入肉汤，煮沸。将火调至中低，煮约 15 分钟，偶尔搅拌，直至蔬菜变软。加入西兰花小花，再煮约 5 分钟，直到小花变软。

4.撒上肉豆蔻粉，搅拌均匀。

5. 将锅从火上移开，加入奶酪、牛奶、伍斯特沙司和胡椒粉。

6. 使用浸入式搅拌机或在传统搅拌机或食品加工机中分批将汤打成泥。

7. 立即上桌，饰以葱。

76. 柠檬鸡汤面

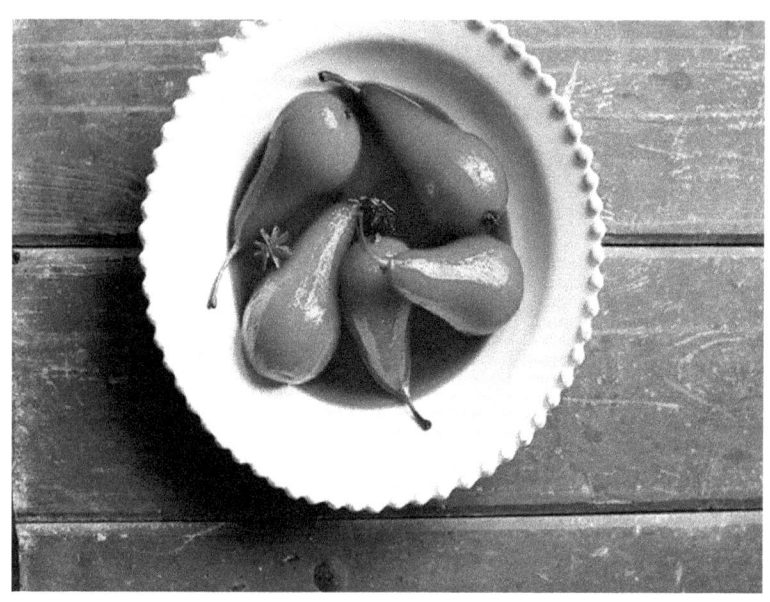

服务 4

- 6 杯低钠鸡汤
- 2 杯水
- 1⅓ 杯切碎的胡萝卜
- 1¼ 杯 切碎的洋葱
- 1 杯切碎的芹菜
- 1 磅煮熟的鸡胸肉，切丝或切丁
- 8 盎司干鸡蛋面，按照包装说明煮熟
- ¼ 杯切碎的新鲜平叶欧芹
- 1 个柠檬的皮碎和果汁

1. 在一个大汤锅中，用中高火将肉汤、水、胡萝卜、洋葱和芹菜混合，煮沸。将火调至中低，盖上锅盖，小火煮约 20 分钟，直至蔬菜变软。

2. 加入鸡肉和面条，煮约 3 分钟至热透。

3. 加入欧芹、柠檬皮碎和柠檬汁。立即上菜。

77.　　白豆青菜汤

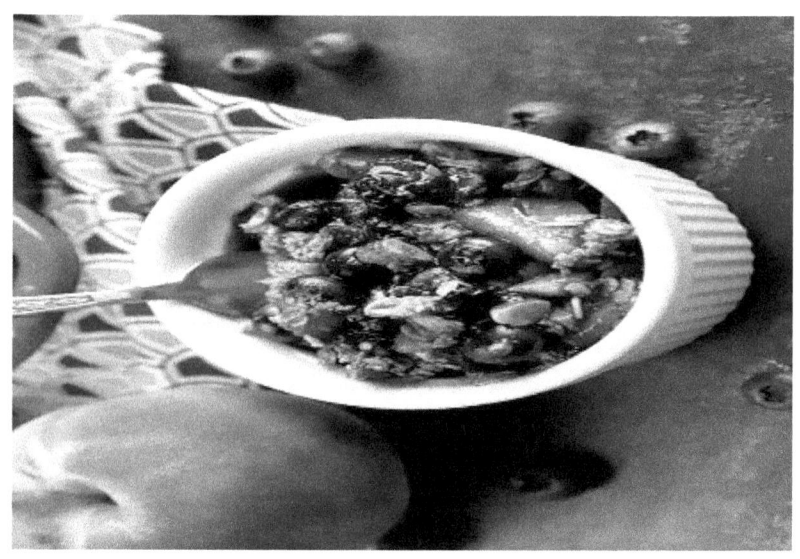

服务 6

- 2 汤匙橄榄油
- 1 个中等大小的洋葱，切丁
- 2 瓣蒜，切碎
- 2 茎芹菜，切片
- 2 根中等大小的胡萝卜，切片
- 6 盎司西班牙式香肠或安杜维尔香肠，切丁
- 1 束羽衣甘蓝，切碎
- 4 杯低钠鸡汤
- 1 罐（14 盎司）无盐番茄丁，带汁
- 1 罐（15 盎司）白豆，例如 cannellini 或 Great Northern，沥干并冲洗
- $\frac{1}{2}$ 茶匙现磨胡椒粉

1. 在一个大汤锅中用中高火加热油。加入洋葱和大蒜，不断搅拌，直至洋葱变软，大约需要 5 分钟。

2. 加入芹菜、胡萝卜和香肠，偶尔搅拌，再煮 3 分钟。拌入羽衣甘蓝。

3. 加入肉汤、番茄汁、豆类和胡椒，煮沸。将火调至中低，盖上锅盖，小火煮 15 至 20 分钟，直至蔬菜变软。立即上菜。

78.   辣鸡墨西哥玉米饼汤

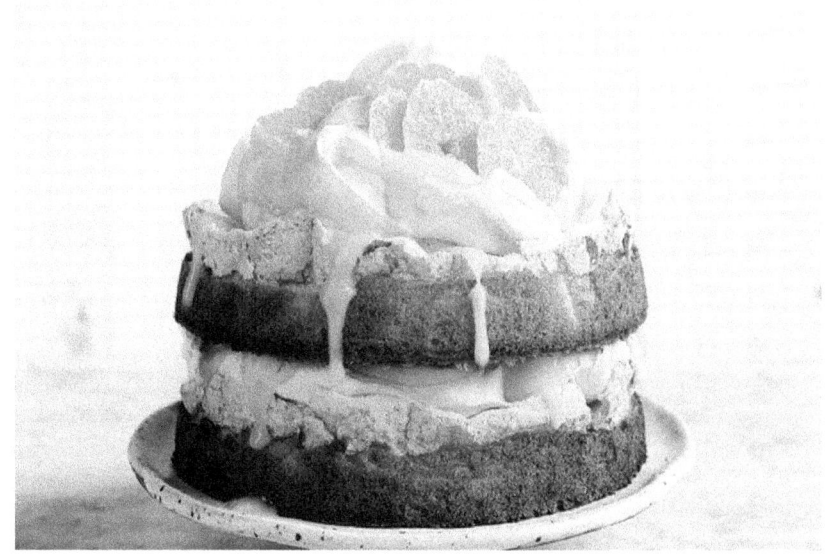

服务 4

- 2 片火鸡培根
- 1 汤匙橄榄油
- 1 个小黄洋葱，切丁
- 2 瓣蒜，切碎
- 3/4 磅鸡胸肉，切块
- 1 茶匙墨西哥辣椒粉
- 1 茶匙孜然粉
- 3 杯低钠鸡汤
- 1 杯水
- 1 罐（14 盎司）无盐碎番茄，带汁
- 1 个酸橙汁
- 1 杯碎低钠烤玉米片
- $\frac{1}{4}$ 杯切碎的新鲜香菜，用于装饰

1. 在一个大汤锅中，用中高火将火鸡培根煮至酥脆。将培根放在纸巾上沥干，弄碎，放在一边。

2. 在同一个汤锅中，用中高火加热油。加入洋葱和大蒜，搅拌约 5 分钟，直至洋葱变软。

3. 加入鸡肉，搅拌约 2 分钟，直至鸡肉变得不透明。

4. 加入辣椒粉和小茴香，再煮约 30 秒。

5. 加入肉汤、水、番茄汁和煮熟的火鸡培根，煮沸。将火调至中火，盖上锅盖，煮约 5 分钟。加入酸橙汁搅拌。

6. 食用时，将压碎的玉米饼片分装在 4 个汤碗中，用勺子将汤浇在上面，并用香菜装饰。

79. 越南牛肉面

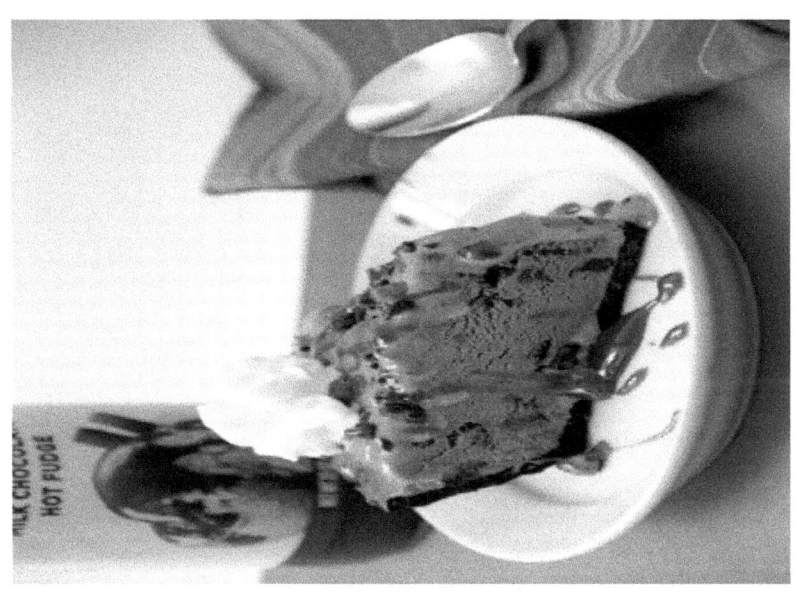

服务 4

对于汤：

- 6 杯低钠牛肉汤
- 2 杯水
- 1 个大洋葱，切成薄片
- 5 片（½ 英寸厚）去皮鲜姜片
- 1 汤匙鱼露
- 3 个大蒜瓣，切半
- 2 个八角茴香荚
- 1 茶匙整丁香
- 1 磅侧腹牛排，修剪，横向切成薄片
- 8 盎司豆线面条，按照包装说明煮熟

对于装饰：

- 1½ 杯 豆芽
- 1 杯新鲜薄荷
- 1 杯新鲜罗勒
- 1 杯 新鲜香菜
- 2 个酸橙，切成楔形
- 3 个红色或绿色墨西哥辣椒，切成薄片
- 3 个葱，切成薄片

做汤：

1. 在一个大汤锅中，用中高火将肉汤、水、洋葱、姜、鱼露、大蒜、八角和丁香混合，煮沸。将火调至中低，盖上锅盖，煮约 20 分钟。

2. 将肉汤通过细网筛过滤到一个大碗中。丢弃固体。

3.将肉汤放回锅中，再次煮沸。从火上移开，立即加入牛排片。

80. 樱桃番茄玉米杂烩

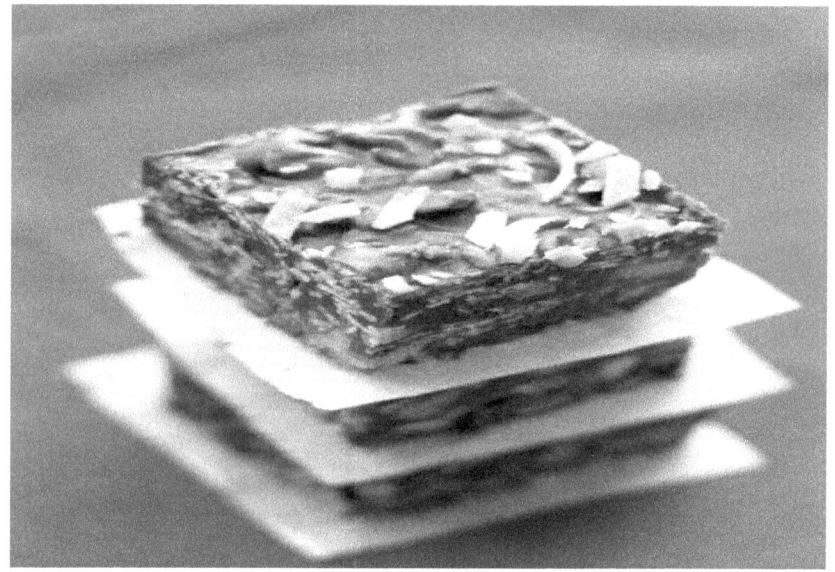

服务 4

- 1 汤匙橄榄油
- 1 个中等大小的洋葱，切丁
- 2 茎芹菜，切丁
- 2 瓣蒜，切碎
- 1 品脱 小樱桃番茄，减半
- 2½ 杯冷冻玉米粒，解冻
- 2 杯低脂牛奶
- 1 茶匙切碎的新鲜百里香
- ¼ 茶匙现磨胡椒粉
- 1 杯低钠蔬菜汤或鸡汤
- 3 根葱，切成薄片，用于装饰
- 2 片火鸡培根，煮熟并捣碎，用于装饰（可选）

1. 在一个大汤锅中用中高火加热油。加入洋葱、芹菜和大蒜，搅拌约 5 分钟，直至洋葱变软。

2. 加入西红柿，再煮 2 到 3 分钟，直到西红柿开始分解。

3. 将 1½ 杯玉米、1 杯牛奶、百里香和胡椒放入搅拌机或食品加工机中，搅拌至光滑。

4. 将糊状混合物转移到汤锅中，小火煮。

5. 将剩余的1杯玉米和1杯牛奶与肉汤一起加入锅中。充分搅拌并用中火煮约5分钟直至热透。

6. 趁热享用，饰以葱和培根。

81. 素食藜麦辣椒

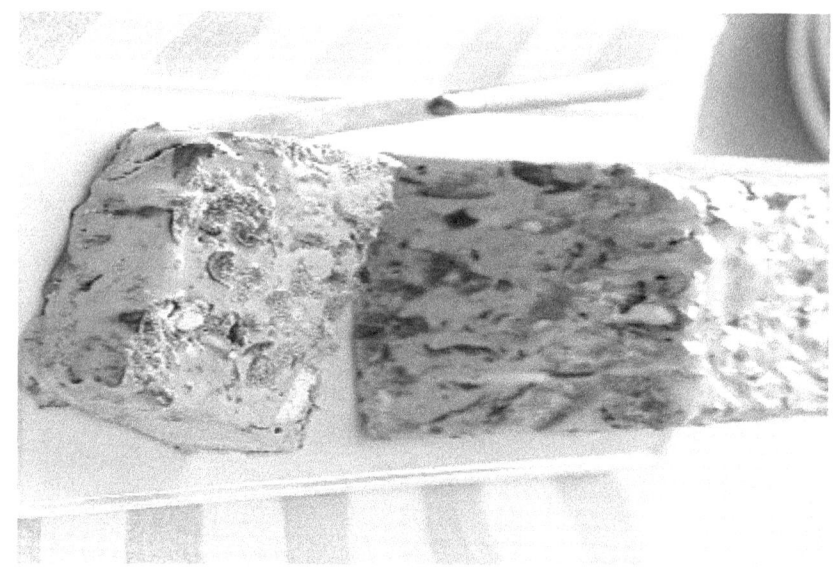

服务 6

- $\frac{1}{2}$ 杯藜麦，冲洗干净
- 1 汤匙橄榄油
- 1 个小洋葱，切碎
- 2 瓣蒜，切碎
- 2 个墨西哥辣椒，去籽并切丁
- 1 个大胡萝卜，切丁
- 2 茎芹菜，切丁
- 1 个黄色或橙色甜椒，去籽并切丁
- 2 汤匙辣椒粉
- 1 汤匙孜然粉
- 2 罐（15 盎司）花豆罐头，沥干并冲洗
- 1 罐（28 盎司）无盐番茄丁，沥干
- 1 罐（15 盎司）低钠番茄酱

1. 按照包装说明煮藜麦。

2. 在一个大汤锅中用中高火加热油。加入洋葱和大蒜，不断搅拌，直至洋葱变软，大约需要 5 分钟。

3. 加入墨西哥辣椒、胡萝卜、芹菜和甜椒，偶尔搅拌约 10 分钟，直至蔬菜变软。

4. 加入辣椒粉和小茴香，再煮约 30 秒。

5. 加入豆类、西红柿、番茄酱和煮熟的藜麦。将火调至中低，盖上锅盖，煮约 30 分钟。

6. 趁热享用，如果需要，可饰以牛油果丁、红洋葱末、莎莎酱、酸奶油或烤玉米片。

82.　　马赛鱼汤

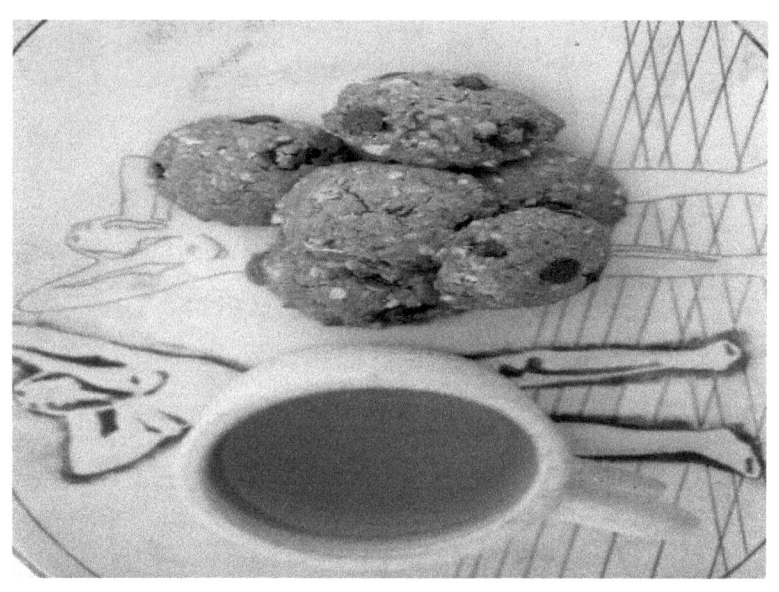

服务 4

对于炖菜：

- 1 汤匙特级初榨橄榄油
- 2 瓣蒜，切碎
- 1 个中等大小的葱，切丁
- 3/4 杯低钠鱼汤或鸡汤
- 3/4 杯干白葡萄酒
- 1 罐（14 盎司）无盐番茄丁，沥干
- 2 茶匙新鲜百里香，或 3/4 茶匙干百里香
- 2 茶匙 橙皮碎
- 1 茶匙烟熏辣椒粉
- ½ 茶匙红辣椒片
- ½ 茶匙藏红花丝，压碎
- 12 盎司去皮大比目鱼片，切成 1 英寸的块
- ¼ 杯切碎的新鲜平叶欧芹，用于装饰

做炖菜：

1. 在大煎锅或荷兰烤箱中用中高温加热油。加入大蒜和小葱，搅拌约 5 分钟，直至小葱变软。

2. 加入肉汤和料酒，再煮 2 分钟。

3. 加入西红柿、百里香、橙皮碎、烟熏辣椒粉、红辣椒片和藏红花，再煮 2 分钟。

4.加入鱼，盖上锅盖，继续煮约 6 分钟，直至鱼熟透。

83. 白鸡辣椒

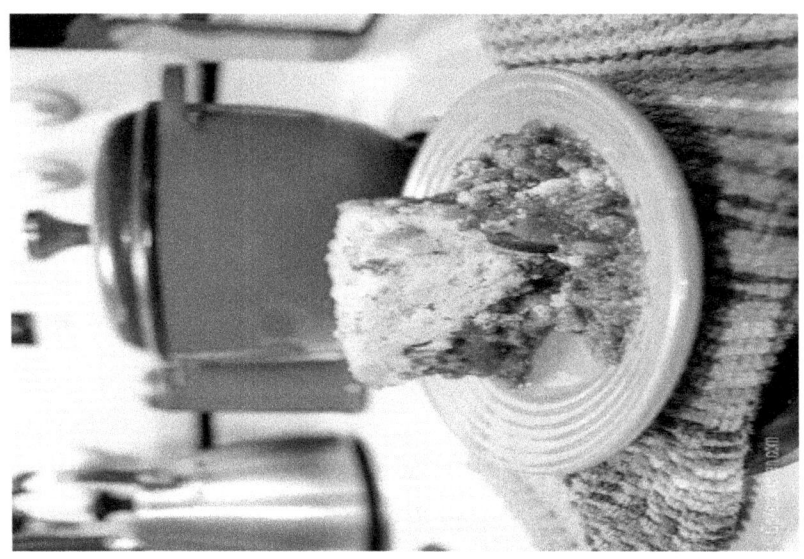

服务 4

- 1 汤匙菜籽油
- 1 个洋葱，切碎
- 3 瓣蒜，切碎
- 1 到 3 个墨西哥辣椒，去籽并切丁
- 2 罐（4 盎司）淡青辣椒丁
- 2 茶匙 孜然粉
- 1½ 茶匙 香菜粉
- 1 茶匙辣椒粉
- 1 茶匙干牛至
- 1/4 至 1/2 茶匙辣椒
- 2 罐（14 盎司）低钠鸡汤
- 3 杯切碎的煮熟的鸡胸肉
- 3 罐（15 盎司）白豆
- ¼ 杯切碎的新鲜香菜，用于装饰

1. 在一个大汤锅中用中火加热油。加入洋葱和大蒜，不断搅拌，直至洋葱变软，大约需要 5 分钟。

2. 加入墨西哥辣椒、青辣椒、小茴香、香菜、辣椒粉、牛至和辣椒。煮 2 到 3 分钟，并经常搅拌，直到辣椒开始软化。

3. 加入肉汤、鸡肉和豆类，用中高火煮沸。将火调至中低，不盖盖子，小火煮约 15 分钟，偶尔搅拌。

4. 趁热享用，饰以香菜。

84. 鸡肉虾浓汤

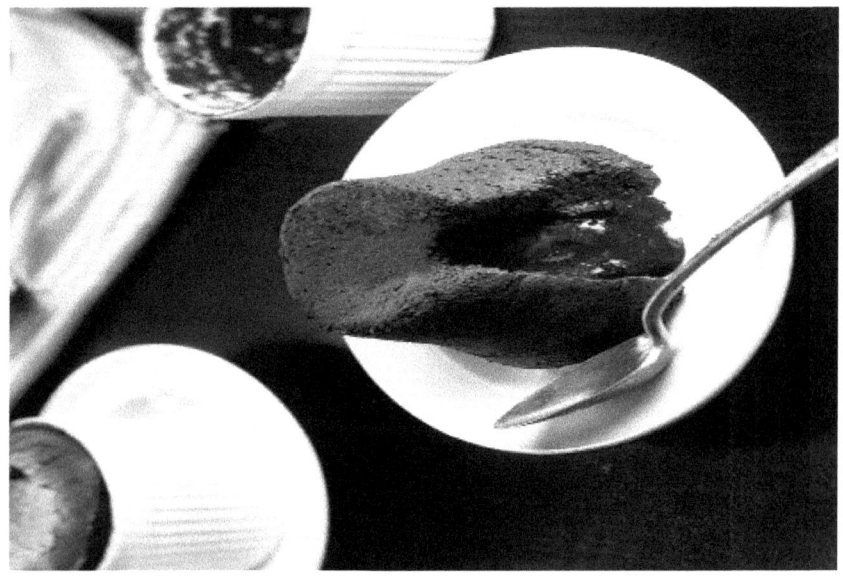

服务 4

- 2 汤匙菜籽油
- $\frac{1}{4}$ 杯 通用面粉
- 1 个中等大小的洋葱，切丁
- 1 个青椒，去籽并切丁
- 2 茎芹菜，切丁
- 3 瓣蒜，切碎
- 1 汤匙切碎的新鲜百里香
- 1/4 至 1/2 茶匙辣椒
- $\frac{1}{2}$ 杯干白葡萄酒
- 1 罐（14 盎司）无盐番茄丁
- 2 杯水
- 1 包（10 盎司）冷冻切片秋葵
- 4 盎司熏安杜耶香肠，切丁
- 1 磅中等大小的虾，去皮，去肠
- $1\frac{1}{2}$ 磅煮熟的鸡胸肉，切丁

1. 在大汤锅或荷兰烤箱中用中高温加热油。加入面粉并煮，不断搅拌。

2. 加入洋葱、甜椒、芹菜和大蒜，煮约 5 分钟，不时搅拌，直至洋葱变软。

3. 加入百里香和辣椒，再煮 1 分钟。加入酒搅拌，煮沸，偶尔搅拌。

4. 加入番茄汁、水和秋葵，不盖锅盖，煮约 15 分钟。加入香肠和虾，再煮约 5 分钟。

5. 加入煮熟的鸡肉，继续煮，偶尔搅拌，直到鸡肉被加热并且虾变得不透明。

85. 意大利洋蓟炖鸡

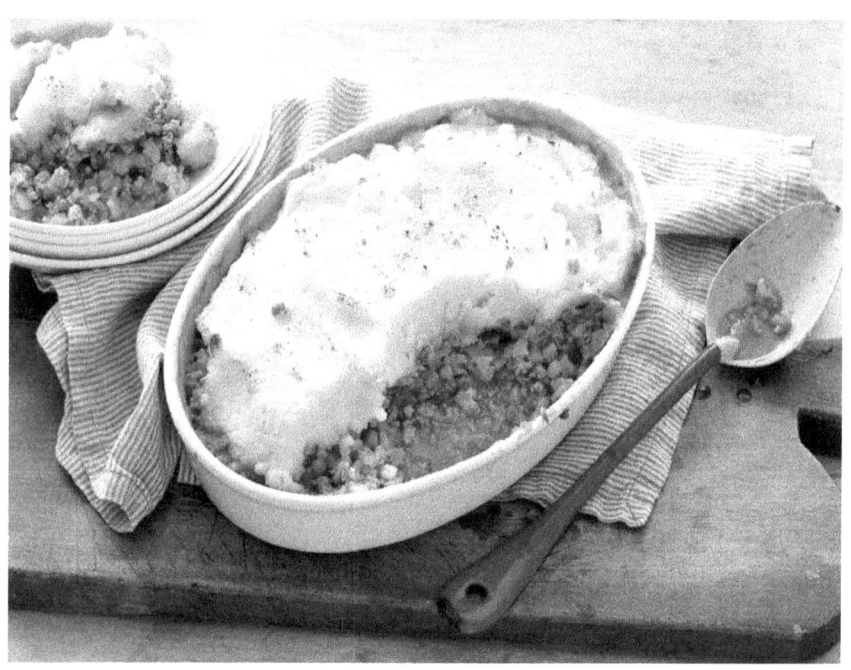

服务 6

- 1½ 磅去骨去皮鸡胸肉
- 1½ 茶匙现磨胡椒粉
- 2 汤匙通用面粉
- 2 汤匙橄榄油
- 2 个大蒜瓣，切碎
- 2 茶匙刺山柑，沥干并切碎
- 1 个柠檬皮
- ½ 杯干白葡萄酒
- 1/4 杯低钠鸡汤
- 1 磅育空黄金土豆
- 1 包冷冻朝鲜蓟心
- 1 个柠檬汁
- 1 杯切碎的新鲜平叶欧芹
- 3/4 杯去核中绿橄榄，切成四等份

1. 在一个大碗中，用胡椒调味鸡肉，然后撒上面粉。

2. 在荷兰烤箱或大汤锅中用中高温加热油。加入鸡肉并煮。将热量降至中等。加入大蒜、刺山柑和柠檬皮，边搅拌边煮约 30 秒。

3. 加入酒，搅拌并刮掉锅底的褐色碎片，煮约 2 分钟，直到液体减少约一半。

4. 将煮熟的鸡肉与肉汤和土豆一起放回锅中。将火调至中低，盖上锅盖，煮 10 分钟。

5. 加入洋蓟，继续煮，盖上盖子，直到土豆变软再煮大约 10 分钟。装饰

86. 猪肉苹果炖肉

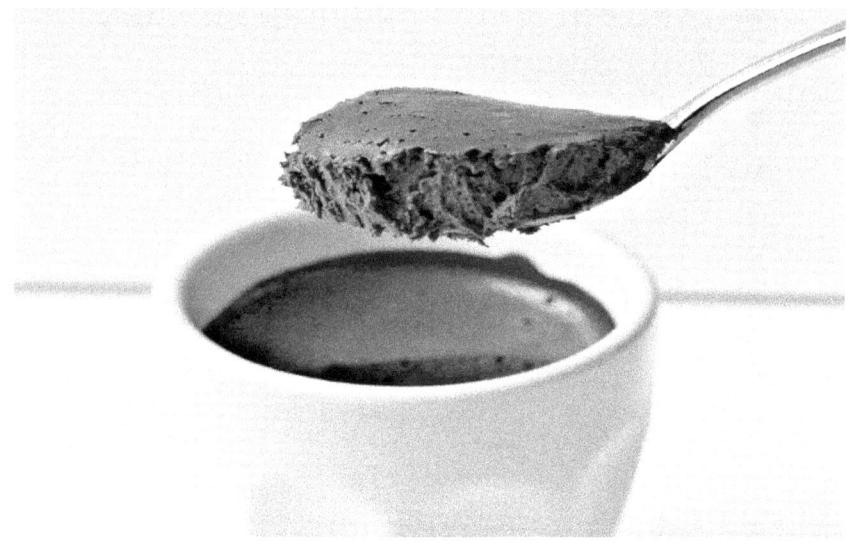

服务 4

- 2 汤匙菜籽油
- 1 个中等大小的洋葱，切丁
- 2 片火鸡培根
- 1½ 磅去骨猪肩肉，切成细条
- 2 个大青苹果，例如澳洲青苹果，未去皮并切成 3/4 英寸的块
- 3/4 磅小新土豆
- 1 包（16 盎司）切碎的青卷心菜
- 2 杯低钠鸡汤
- 1 杯苹果汁
- 2 汤匙第戎芥末
- ½ 茶匙现磨胡椒粉
- 1 汤匙白葡萄酒醋
- 1 汤匙 新鲜百里香叶，用于装饰

1. 在荷兰烤箱或大汤锅中用中高温加热油。加入洋葱和培根，边煮边搅拌，直到洋葱开始软化、培根开始变成棕色，大约需要 5 分钟。

2. 加入猪肉，煮约 5 分钟，偶尔搅拌，直至肉各面变成棕色。将混合物转移到碗中。

3. 将苹果、土豆、卷心菜、肉汤、苹果汁、芥末和胡椒放入锅中，煮沸。将火调至中低，拌入猪肉、洋葱、培根和醋。不加盖，小火煮约 15 分钟。

4. 趁热享用，饰以百里香。

87. 墨西哥番茄炖猪肉

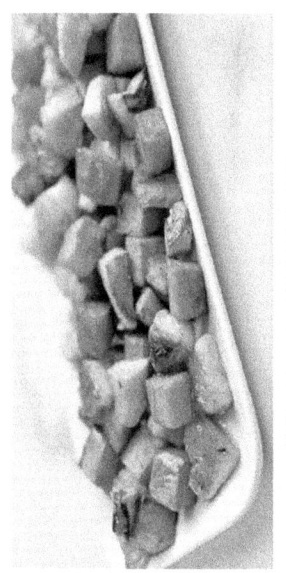

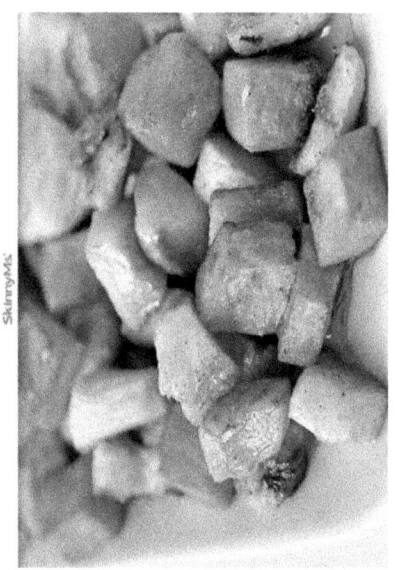

服务 6

- 1 汤匙菜籽油
- 1½ 磅猪里脊肉，切成 1 英寸的方块
- ½ 茶匙现磨胡椒粉
- 2 个中等大小的洋葱，切丁
- 4 瓣蒜，切碎
- 2 个墨西哥辣椒，去籽并切丁
- 2 茶匙 孜然粉
- 2 茶匙辣椒粉
- 1 茶匙干牛至
- 1 罐粘浆果，沥干并切丁
- 1 罐无盐番茄丁，沥干
- 1½ 杯 墨西哥黑啤酒
- 1½ 杯新鲜橙汁
- 1 罐黑豆，沥干并冲洗
- ½ 杯切碎的新鲜香菜叶
- 1 个酸橙汁

1. 在荷兰烤箱或大汤锅中用中高温加热油。在猪肉上撒上胡椒粉，然后将其放入锅中。

2. 将洋葱和大蒜放入汤锅中，经常搅拌，直至洋葱变软，大约需要 5 分钟。

3. 加入墨西哥辣椒、小茴香、辣椒粉和牛至，搅拌，再煮 1 分钟。

4. 加入粘浆果、西红柿、啤酒和橙汁，煮沸。将火调至小火，不盖盖子，小火煮约 10 分钟。

5. 将猪肉放回锅中，盖上锅盖，煮约 2 小时，直至猪肉变软。加入豆子和香菜

6. 食用前，拌入酸橙汁。趁热享用，饰以额外的香菜。

88. 牛肉和黑啤酒炖菜

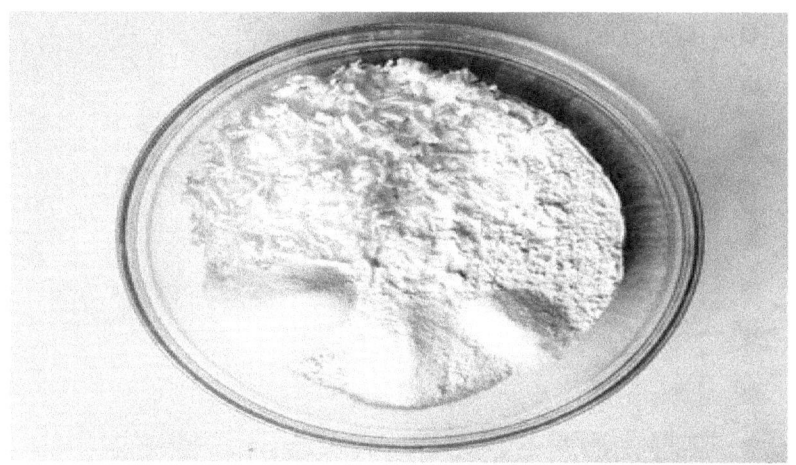

服务 6

- 1.5 磅瘦炖牛肉，修剪并切成 1 英寸的块
- 3 汤匙橄榄油
- $\frac{1}{2}$ 茶匙现磨胡椒粉
- 2 汤匙通用面粉
- 2 个大洋葱，切丁
- 2 瓣蒜，切碎
- 2 汤匙番茄酱
- 1 杯烈性啤酒
- 1 杯低钠牛肉汤
- 2 根大胡萝卜，切片
- 2 茶匙切碎的新鲜百里香
- $\frac{1}{4}$ 杯切碎的新鲜平叶欧芹，用于装饰

1. 将烤箱预热至 325°F。

2. 在一个大搅拌碗中，将牛肉和 1 汤匙油混合。撒上胡椒粉，然后加入面粉，搅拌直至肉充分裹上一层。

3. 在荷兰大烤箱中加热剩余的 2 汤匙油。加入肉并煮，经常翻面，直至各面变成棕色。

4. 加入洋葱、大蒜和番茄酱，不断搅拌，煮 2 至 3 分钟。

5. 将 1/2 杯黑啤酒加入锅中以脱釉；在煮沸的同时搅拌并刮掉锅底的褐色碎片。加入剩余的 $\frac{1}{2}$ 杯黑啤酒以及肉汤、胡萝卜和百里香。

6.盖上盖子，放入烤箱烘烤 2 至 3 小时，直至肉质变软。

7. 趁热食用，饰以欧芹，或根据需要搭配土豆泥。

89. 中式牛肉蔬菜火锅

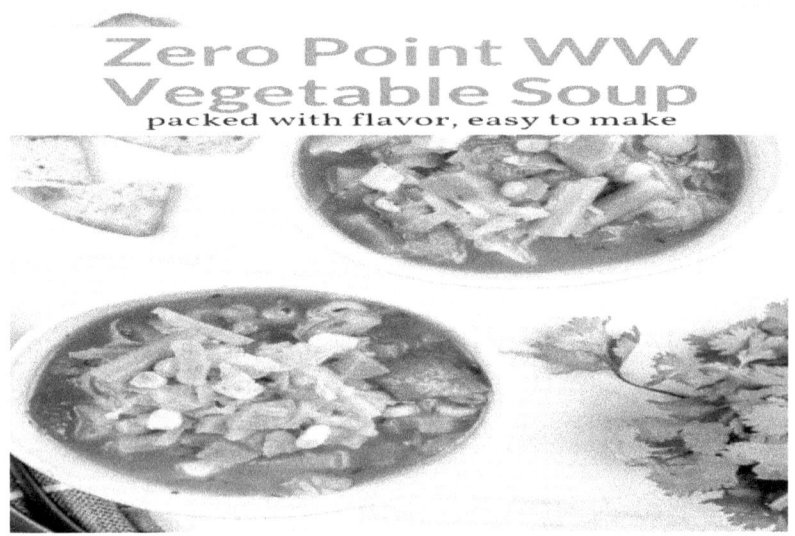

服务 6

- 1 汤匙菜籽油
- 1½ 磅瘦牛肉炖肉
- 2 个中等大小的葱，切丁
- 2 汤匙切碎的去皮鲜姜
- 4 瓣蒜，切碎
- 1 杯低钠牛肉汤
- 2 3/4 杯水
- 3 汤匙干雪利酒
- 2 汤匙低钠酱油
- 1 汤匙红糖
- 2 茶匙辣椒酱
- 2 根肉桂棒
- 1 个八角茴香荚
- 2 根大胡萝卜，切片
- 1 个大萝卜，切丁
- 1 个大土豆，去皮，切块
- 8 杯菠菜

- 3 根葱，切成薄片，用于装饰

1. 在荷兰烤箱或大汤锅中用中高温加热油。加入牛肉并煮，经常翻面，直至各面变成棕色。

2. 将青葱、生姜和大蒜放入锅中，搅拌，直至青葱开始变软，大约需要 3 分钟。添加肉汤

3. 将煮熟的牛肉与水、酒、酱油、糖、辣椒酱、肉桂条和八角一起放回锅中。

4. 加入胡萝卜、萝卜和土豆，继续煮。

5. 加入菠菜，盖上锅盖，煮约 3 分钟，直至菠菜枯萎。

90. 摩洛哥五香羊肉塔吉锅

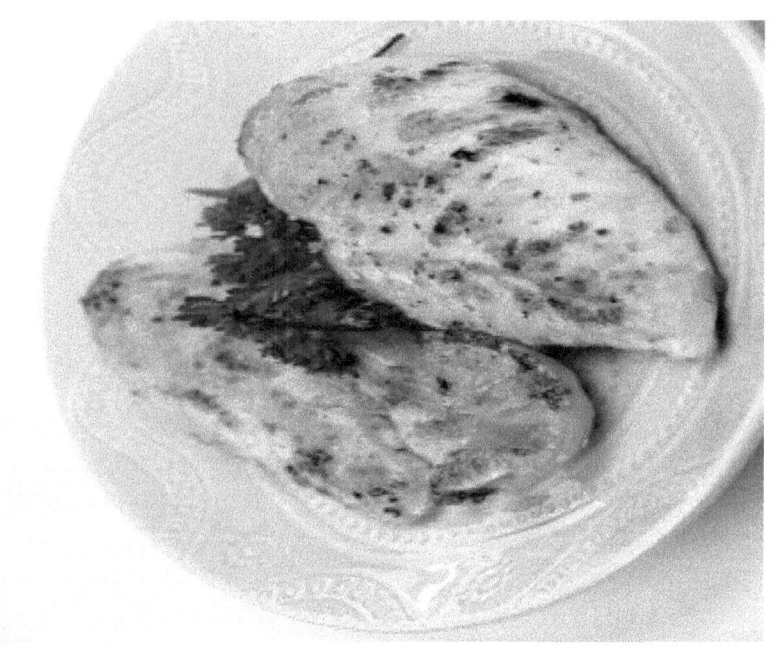

服务 4

- 2 汤匙橄榄油
- 1½ 磅羊排
- ½ 茶匙现磨胡椒粉
- 4 根胡萝卜，去皮并切成 3 英寸的条
- 1 个中等大小的洋葱，切成薄片
- 3 瓣蒜，切碎
- 1 汤匙切碎的去皮鲜姜
- 1 汤匙通用面粉
- ½ 杯干白葡萄酒
- 香料
- 1/4 茶匙丁香粉
- 一小撮藏红花
- 1 罐（14 盎司）低钠鸡汤
- 1 罐（14 盎司）无盐番茄丁
- 1 杯青豆，切成 2 英寸的块
- 1 个柠檬汁
- ¼ 杯切碎的新鲜平叶欧芹

1. 煮羊肉，经常翻动，直到羊肉变成棕色。

2. 将剩余的一汤匙油与胡萝卜、洋葱、大蒜和生姜一起加入锅中。煮约 5 分钟，经常搅拌，直到洋葱开始软化。添加面粉。

3. 加入酒搅拌，煮约 3 分钟，刮掉锅底的棕色碎片。

4. 添加香料；辣椒粉、肉桂、香菜、小茴香、姜黄、辣椒、丁香和藏红花，搅拌，再煮 1 分钟。

5. 将煮熟的羊肉与肉汤、西红柿和青豆一起搅拌煮 8 到 10 分钟，直到蔬菜变软。

配菜

91. 柠檬豌豆配萝卜

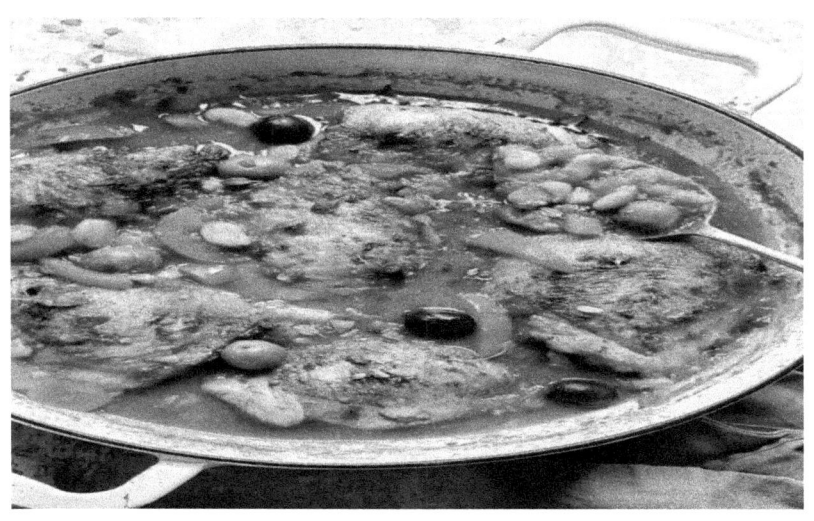

服务 4

- 1 磅糖豌豆，修剪过
- 1 茶匙柠檬皮屑
- 2 汤匙新鲜柠檬汁
- 1 汤匙橄榄油
- 1 茶匙 第戎芥末
- 3/4 茶匙糖
- ½ 茶匙现磨胡椒粉
- 1 个葱，切碎
- 4 个萝卜，切成薄片

1. 将一个大碗装满冰水。

2. 将一大锅水煮沸。加入豌豆，煮约 30 秒直至变软。用漏勺将豌豆从沸水中转移到冰水中，以防止豌豆煮熟。

3. 在一个中等大小的碗中，将柠檬皮、柠檬汁、油、芥末、糖、胡椒和葱搅拌均匀。

4. 将豌豆沥干，与萝卜一起放入装有调料的碗中。搅拌均匀。立即上菜。

92.大蒜羽衣甘蓝配红辣椒

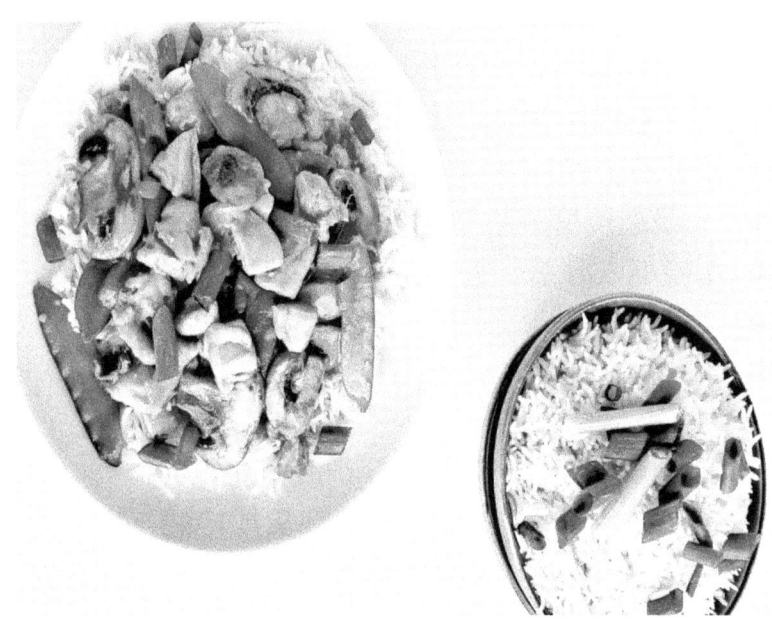

服务 4

- 2 茶匙橄榄油
- 2 个红甜椒，去籽并切片
- 1 个墨西哥辣椒，去籽并切丁
- 1 瓣蒜，切碎
- $\frac{1}{4}$ 茶匙现磨胡椒粉
- 1 磅羽衣甘蓝，去掉茎，叶子切成宽丝带
- $\frac{1}{2}$ 杯低钠蔬菜汤
- 1 汤匙新鲜柠檬汁

1. 在一个大而重的煎锅中用中高火加热油。加入青椒、墨西哥辣椒、大蒜和胡椒。煮约 3 分钟，经常搅拌，直至辣椒变软。

2. 加入羽衣甘蓝和肉汤。将火调至中低，盖上锅盖，煮约 10 分钟，直至羽衣甘蓝变软。

3. 取下盖子，将火调至中火，煮 2 至 3 分钟，直至液体大部分蒸发。

4. 食用前，加入柠檬汁搅拌。立即上菜。

93.芝麻姜西兰花

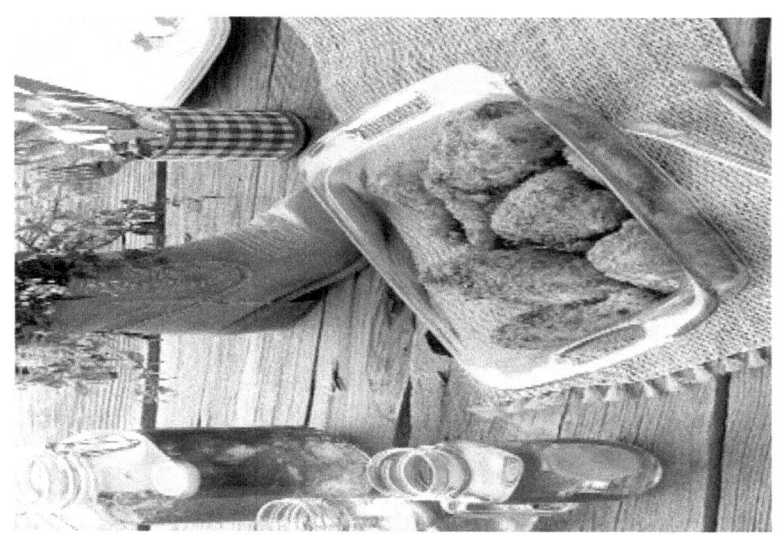

服务 4

- $\frac{1}{2}$ 杯低钠蔬菜汤
- 1 汤匙低钠酱油
- 1 汤匙芝麻油
- 1 汤匙菜籽油
- 2 瓣蒜，切碎
- 1 汤匙切碎的去皮鲜姜
- 1 磅西兰花小花，切成一口大小的块
- 1 汤匙烤芝麻

1. 在一个小碗中，将高汤、酱油和芝麻油搅拌在一起。

2. 在平底锅中用中高火加热菜籽油。加入大蒜和姜，炒1分钟。加入西兰花并搅拌混合。

3. 加入酱汁混合物，煮沸。将火调至小火，盖上锅盖，煮约 3 分钟，直至西兰花变脆变软。使用有槽勺将西兰花转移到碗中。

4. 继续将酱汁煮至只剩几汤匙。将西兰花放回锅中，拌入酱汁。

5. 将西兰花放回碗中，撒上芝麻即可食用。

94.　　绿豆配戈贡朱勒干酪

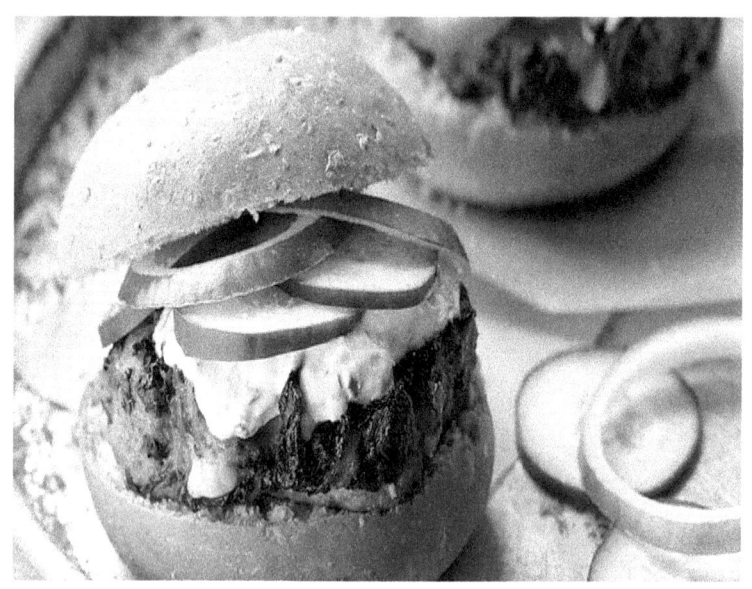

服务 4

- 1 磅青豆，修剪
- $\frac{1}{4}$ 杯水
- 1 汤匙橄榄油
- $\frac{1}{4}$ 茶匙现磨胡椒粉
- ⅓ 杯碎戈尔冈朱勒干酪或其他蓝纹奶酪
- ⅓ 杯切碎的山核桃，烤

1. 将青豆与水和油一起放入大煎锅中，用中高火煮沸。盖上锅盖，将火调至中火，煮约 3 分钟，直至青豆脆嫩。

2. 取下盖子，继续煮青豆，直至所有水分蒸发且青豆开始起泡，再煮 3 到 4 分钟。加入胡椒粉并搅拌。

3. 将青豆放入一个大碗中，加入戈贡佐拉奶酪，搅拌直至充分混合。撒上山核桃，立即上桌。

95. 酪乳土豆泥

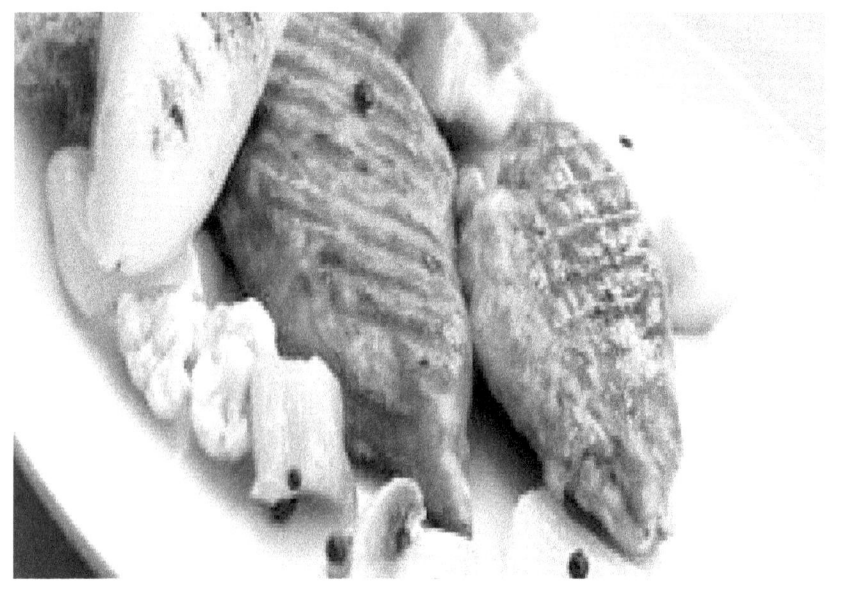

服务 4

- 2 磅土豆，例如育空黄金土豆，去皮并切成块
- 4 瓣蒜
- 2 汤匙无盐黄油
- 3/4 杯低钠鸡汤，加热
- 2 汤匙脱脂酪乳
- 1 汤匙切碎的韭菜
- 现磨胡椒粉

1. 将土豆和大蒜放入大汤锅中，盖上约 3 英寸深的水。用中高火煮沸。将火调至中火，盖上锅盖，煮约 10 分钟，直至土豆变软。将土豆沥干并放回锅中。

2. 用土豆捣碎器将土豆和大蒜捣碎。添加黄油。

3. 加入 $\frac{1}{2}$ 杯热肉汤。如果混合物太稠，添加剩余的 1/4 杯肉汤。

4. 加入酪乳和香葱，用胡椒调味，搅拌均匀。立即上菜。

96.　迷迭香红薯

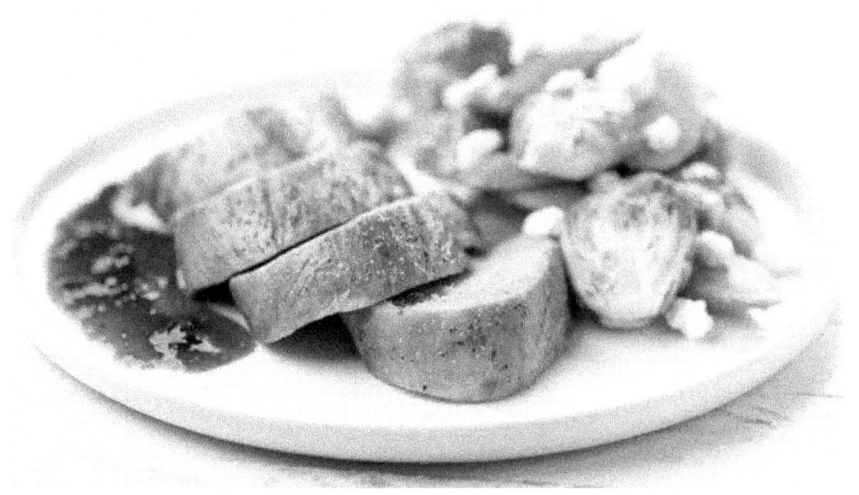

服务 4

- 2 磅红薯，切成 3×1/4 英寸的条
- 2 汤匙橄榄油
- ½ 茶匙现磨胡椒粉
- 2 汤匙枫糖浆
- 1 汤匙切碎的新鲜迷迭香

1. 将烤箱预热至 375°F。

2. 在一个大烤盘上，将红薯与橄榄油一起搅拌。将它们铺成单层并撒上胡椒粉。将红薯放入烤箱烤 30 分钟。

3. 将红薯从烤箱中取出，淋上枫糖浆，然后在上面撒上迷迭香。

4. 将红薯放回烤箱，再烤 15 分钟，直至红薯变软。立即上菜。

97. 香草糙米抓饭

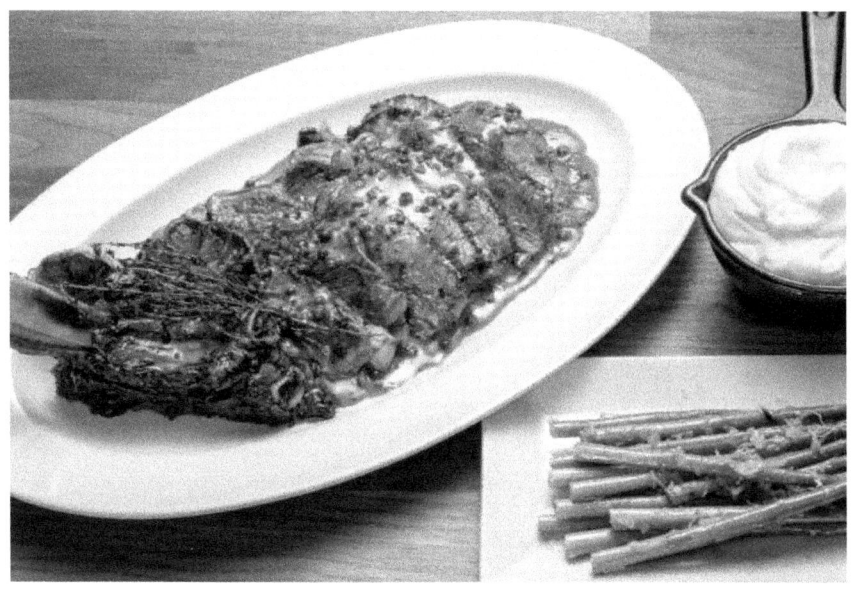

服务 4

- 1 汤匙无盐黄油
- 1 个葱，切碎
- 1 杯长粒糙米
- 1 片（2 英寸）柠檬皮条
- $2\frac{1}{2}$ 杯低钠蔬菜汤，加热
- 1 瓣蒜，捣碎
- 2 小枝新鲜百里香
- $\frac{1}{2}$ 茶匙现磨胡椒粉
- $\frac{1}{4}$ 杯杏仁片
- 3 汤匙切碎的新鲜平叶欧芹
- 3 个葱，切成薄片

1. 在一个中等大小的平底锅中用中火加热黄油，并盖上盖子。加入葱，煮 2 到 3 分钟，经常搅拌，直到葱变软。

2. 加入米饭和柠檬皮，搅拌，煮约 2 分钟，直至稍微烤熟。

3. 加入肉汤、大蒜、百里香和胡椒，煮沸。

4. 将火调小，盖上锅盖，小火煮 45 分钟或直至所有液体被吸收。

5. 去除柠檬皮、百里香枝和蒜瓣。加入杏仁、欧芹和葱。立即上菜。

98. 瑞士甜菜烤玉米粥

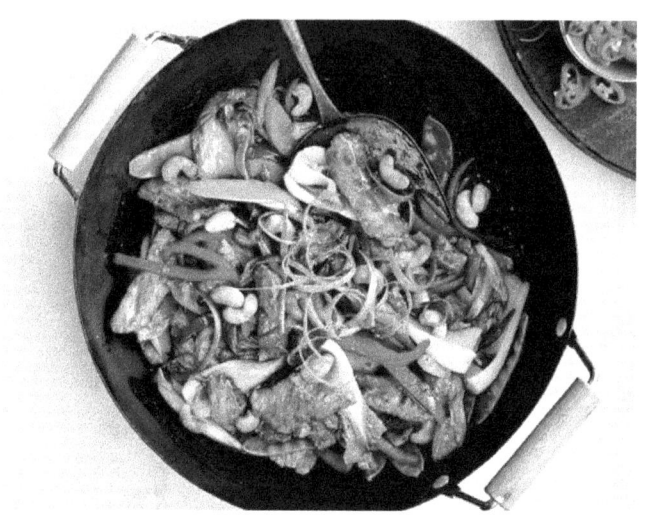

服务 8

- 烹饪喷雾
- 1 至 1½ 杯低钠蔬菜汤
- 1 管（18 盎司）准备好的玉米粥，切丁
- 2 盎司（3/4 杯）磨碎的帕尔马干酪
- 1 个鸡蛋，轻轻打散
- 1 汤匙橄榄油
- 1 个小洋葱，切丁
- 4 瓣蒜，切碎
- 1 大束瑞士甜菜
- 2 杯水，根据需要添加更多

- 1 茶匙红辣椒片

1. 在一个中等大小的平底锅中，将 1 杯肉汤煮沸。加入切块的玉米粥，用木勺捣碎，根据需要添加更多肉汤，以达到光滑的稠度。

2. 一旦玉米粥变得光滑并加热透，将锅从火上移开，加入 ½ 杯奶酪和鸡蛋。

3. 用中高火将大煎锅加热油。加入洋葱和大蒜，不断搅拌，直至洋葱变软，大约需要 5 分钟。

4. 将瑞士甜菜与 ½ 杯水一起加入，煮约 3 分钟，不时搅拌，直至甜菜枯萎。加入红辣椒片搅拌。

5. 将一半玉米粥铺在准备好的烤盘中。接下来添加瑞士甜菜，将其铺开以覆盖玉米粥。将剩余的玉米粥铺在上面，撒上剩余的 1/4 杯奶酪。

6. 将玉米粥放入烤箱烘烤约 20 分钟，直至冒泡。

99. 全麦蒸粗麦粉配胡萝卜

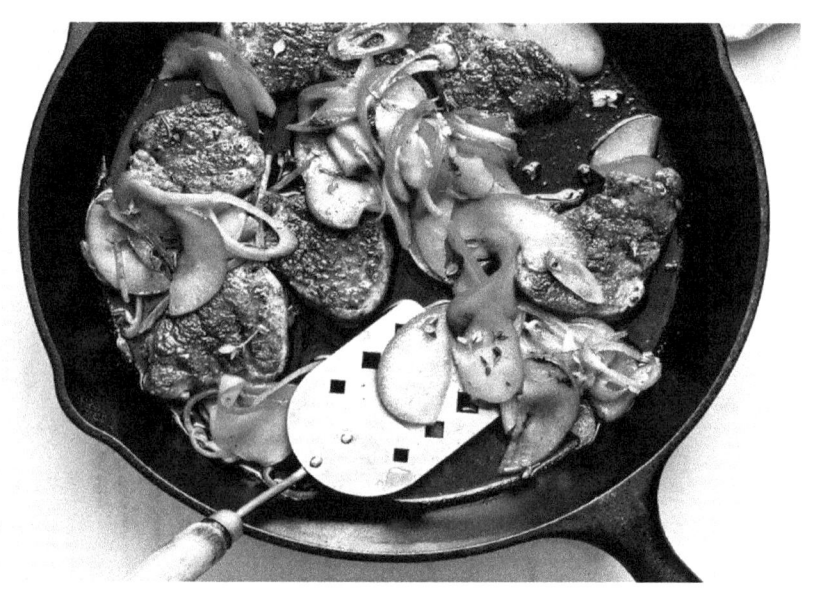

服务 8

- 4 杯低钠蔬菜汤
- 2 根中等大小的胡萝卜，切成小丁
- 2½ 杯全麦蒸粗麦粉
- 1½ 杯 葡萄干
- 1 杯杏仁片，烤的
- 4 个葱，切碎
- 2 汤匙无盐黄油，室温

1. 在一个大平底锅中，将肉汤煮沸。将火调至中火，加入胡萝卜，煮约 5 分钟，直至胡萝卜变软。

2. 将锅从火上移开，加入蒸粗麦粉和葡萄干，搅拌。盖上盖子静置 15 分钟，直至粗麦粉变软且液体被吸收。

3. 加入杏仁、葱和黄油。立即上菜。

100. 蘑菇藜麦

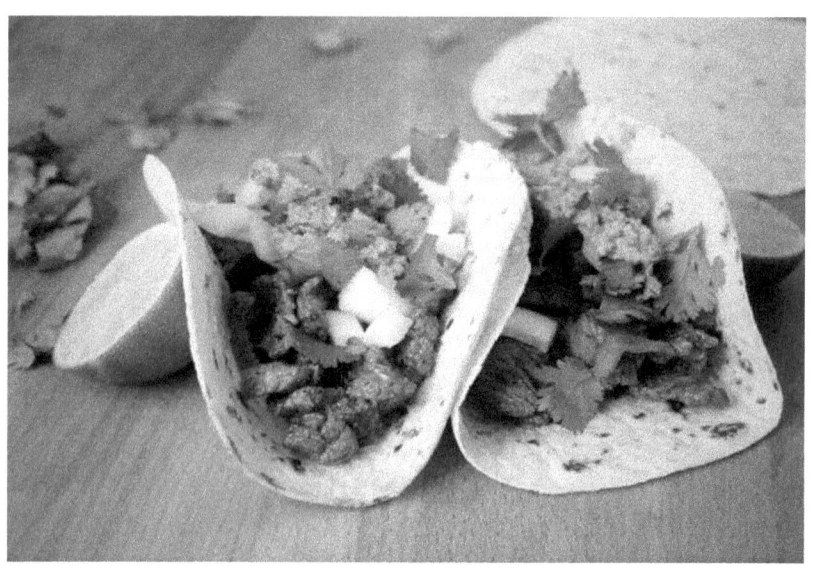

服务 4

- $1\frac{1}{4}$ 杯低钠鸡肉汤或蔬菜汤
- 1 杯藜麦，冲洗干净
- 1 汤匙橄榄油
- 2 个中等大小的黄洋葱，切成薄片
- $\frac{1}{2}$ 磅蘑菇或蘑菇，切片
- $\frac{1}{4}$ 茶匙现磨胡椒粉
- $\frac{1}{4}$ 杯切碎的新鲜平叶欧芹，用于装饰

1. 在一个中型平底锅中，用中高火将肉汤煮沸。把火调小，加入藜麦。盖上锅盖，煮约 15 分钟，直至藜麦变软且液体被吸收。将其从火上移开。

2. 在一个大而重的煎锅中用中火加热油。加入洋葱，不断搅拌，直至洋葱变软并焦糖化，大约需要 30 分钟。如果洋葱煮得太快，请将火调至中低。您还可以加一点水，以防止洋葱烧焦或粘在锅上。

3. 加入蘑菇和辣椒，将火调至中高。边煮边搅拌，直到蘑菇变软，再煮大约 5 分钟。

4. 将煮熟的藜麦放入洋葱混合物中，边搅拌边煮，直至热透。立即上桌，饰以欧芹。

结论

当我们结束《钠意识：一本低钠食谱》这本书时，我们希望您已经发现了智慧、平衡和风味的烹饪艺术。控制钠的摄入量并不是要剥夺钠的摄入量，而是要减少钠的摄入量。这是关于做出谨慎的选择，优先考虑您的健康，同时享受美食的乐趣。

愿您在这些页面中探索的食谱能够激励您为自己和您所爱的人创造一个更健康、更美味的未来。您准备的每一道菜都证明了您对心脏健康生活的承诺，您品尝的每种口味都在提醒您健康和幸福可以齐头并进。

感谢您邀请我们成为您的烹饪之旅的一部分。当您继续拥抱低钠烹饪的世界时，愿您的厨房始终充满有益健康食材的香气，以及准备像您一样热爱您的心的饭菜的乐趣。

Milton Keynes UK
Ingram Content Group UK Ltd.
UKHW021046101023
430300UK00018B/338